U0121620

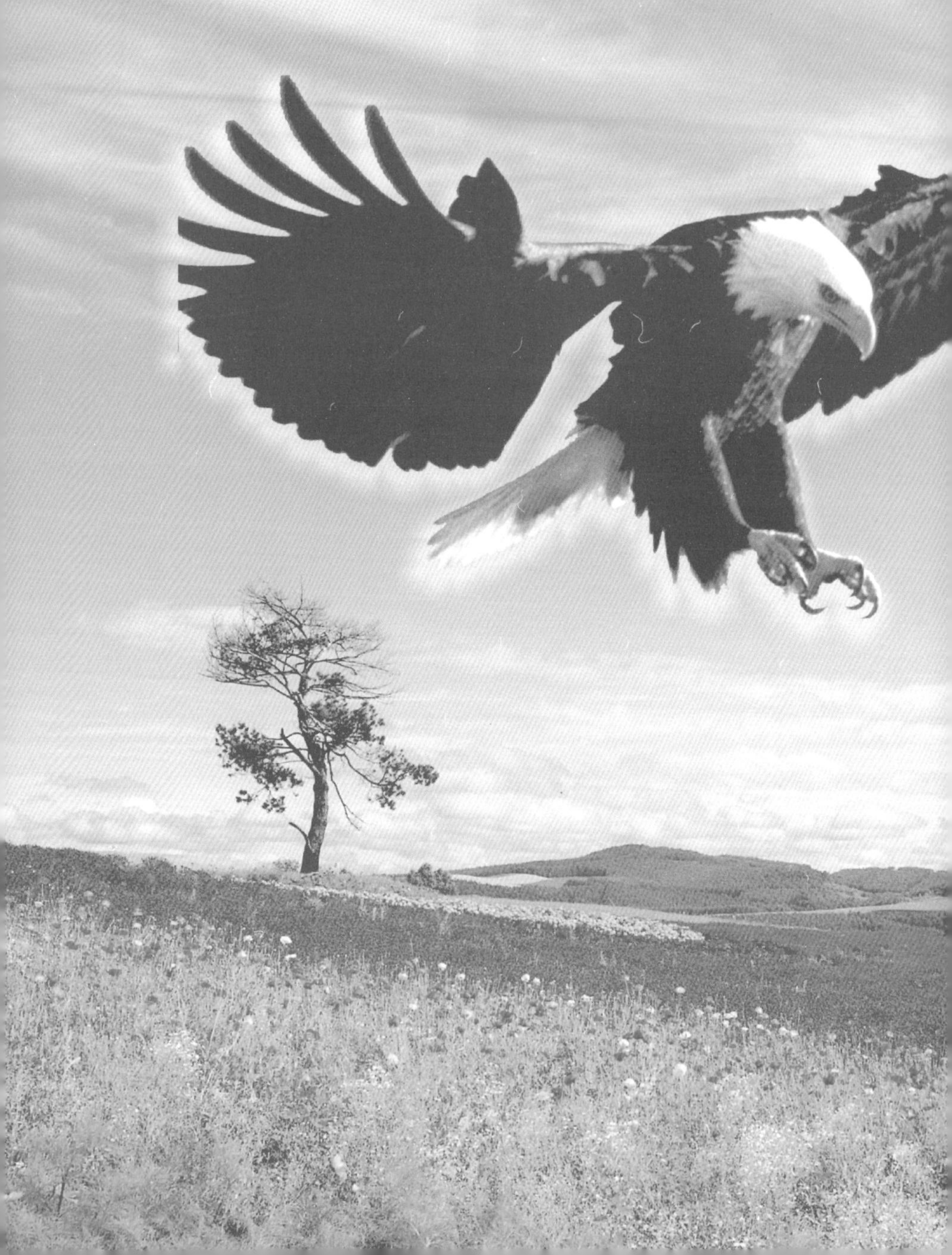

休閒保健叢書 44

董氏奇穴與經穴治療頭肩腰腿痛

附 VCD

楊朝義　編著

品冠文化出版社

内容提要

本書以毫針療法為主，取穴以董氏奇穴與傳統經穴相結合，並結合目前各種優勢特色療法，尤其是刺血療法和火針療法的運用。同時介紹了針灸新思維、新理論，即根據不同的疾病選擇最為優勢的治療方法，不誇大任何療法，本著以實用性出發，紮實的服務於臨床。

本書完全以針灸臨證的思辨程序，介紹了常見的頸肩腰腿痛疾病，包括落枕、頸椎病、肩周炎、手腕痛、腰痛等近30種疾病，從主證辨析、中西醫診斷和鑒別診斷、辨證分型、針灸處方等各個環節全面剖析，提供給讀者臨證化裁的思維模式，以其達到舉一反三、觸類旁通的效果。並在各個疾病中加入了翔實的案例，以利於讀者理解和總結。

本書內容簡明實用，總結精當，具有較強的可讀性、實用性、啟發性，是極具實用價值之書。配有光碟，光碟中介紹了針灸治療頸肩腰腿病的方法及董氏奇穴、經穴的取穴方法等。

本書主要適合針灸醫師、中醫臨床工作者、康復理療工作者、針灸學院的學生士及廣大中醫針灸愛好者參考閱讀。

序　一

乙未春月，桃花盛開，風和日麗，此時恰蒙山東楊朝義醫師有賜《董氏奇穴與經穴治療頸肩腰腿痛》樣稿，其書中羅列的病種，擷集的經驗，精細的插圖，使我漸入書裡，醫學的認知，文字的感悟，圖例的美享……

窗外鳥語花香，空氣清新怡人，案几書稿獲益……

閱讀此書，不知不覺，千百年人類疼痛史、針灸治療史，及其歷代諸家治療史、董氏奇穴應用等，逐漸湧憶腦際……

人類在長期的生活、生產、工作之中，無不與疼痛病打交道。治療疼痛諸病本身，就是人類自我防護本能之體現。原始社會人類不自覺地用手撫摸傷痛局部，減輕疼痛，從中積累體會經驗，由自發、簡單、隨意的防護本能，上升到自識、自覺的醫學行為，經歷代不斷總結提升，一門門疼痛醫學應運而生。

本書以中醫針灸學理論指導，選取獨特的經穴、應用適當的刺灸方法進行治療，既適應疼痛病治療需要，又促進了臨床針灸疼痛治療學的發展。藉助西醫學的生理、病理、解剖及骨骼、關節等知識，系統地闡述頸肩腰腿痛的經穴治療，又將現代臨床研究的相關經驗予以充實，更有利針灸治療此類疾病，其臨床意義倍增。同時，再將董氏奇穴的經驗引入，使得學術價值與臨床價值得到豐富與提升。因此，楊朝義醫生的工作是非常富有意義的。

用經穴針灸治療頸肩腰腿痛，具有調整陰陽、補虛瀉實、活血化瘀、消炎止痛、通利關節等作用。目前在世界範圍內，都在宣導與重視自然療法與非藥物療法理念，應用經穴非藥而治、不藥而癒，將適應人們健康理念與治療需求，也能更好地發揮中醫傳統的經穴治療與保健的優越性。

對於頸肩腰腿痛，如何應用經穴治療？如何將眾多的方法化繁為簡，切合臨床？如何重點推介有效的治療方法且簡而易學？如何針灸經穴理法呼應且經驗互摻？此是眾多人士所盼所望解決的。

令人欣慰的是，現今，一本好書即將面世，它即是楊朝義編寫的《董氏奇穴與經穴治療頸肩腰腿痛》。此書中對於前述問題有了一定對策與答案。

熟覽與細研書稿，發現其書有較多鮮明特色之處。

本書有7 個特色，即中醫理論特色　臨證辨治特色、經穴技法特色、西醫解剖特色、臨床實用特色、經驗集要特色、董氏奇穴特色。

全書共有4大章，疾病28 節，共10餘萬字，圖片百餘張。中醫理論厚實，針灸經穴普用，董氏奇穴穿插，關鍵知識要覽，臨床經驗具體，編排條理清晰，內容詳略得當，文字清新流暢。編寫體例緊湊，通篇文圖呼應。臨床經驗兼蓄，機法渾然一體，切合臨床實際，易於讀者慣用。

《董氏奇穴與經穴治療頸肩腰腿痛》無論是從臨床實用性，還是從學術的深廣度來考量，都是值得一讀的好書。

本書作者楊朝義醫師，為西醫學科班畢業，又對中醫學興趣濃厚，長期研究中醫針灸，中西雙通，集眾家針灸診療頸肩腰腿痛經驗之長，且一直在醫療一線，不斷驗證與豐富經穴頸肩腰腿痛技長。且勤奮刻苦，著述頗豐，多部著作問世，此部《董氏奇穴與經穴治療頸肩腰腿痛》新著作，又將為其學術增彩。

本書也是作者長期臨床經驗厚積與文字總結。因此，本書是一本集具有較高專業學術性、臨床實用性於一體的經穴診治頸肩腰腿痛方面的好書。

乙未新春，承蒙賜稿，先睹為快，愉悅非常，欣然作敘，謹為推誦。

中國中醫科學院針灸研究所　博士生導師
中國中醫科學院針灸醫院　主任醫師
中央保健會診專家　國家級名老中醫
吳中朝　於北京

序　二

針灸學是中國寶貴醫學遺產，幾千年來，為人類的健康做出了不可磨滅的貢獻。2010 年11 月16 日，針灸醫學被聯合國教科文組織列入「世界非物質文化遺產名錄」，針灸醫學正式走向了世界，成為全人類的共同財富，是世界醫學和傳統文化之林的一朵奇葩。作為針灸的故鄉——中國，更多有志於針灸的醫師、學者、學子大批湧現，迎來了針灸的春天，掀起了世界針灸熱潮……

針灸治療頸肩腰腿痛疾病是強項，就診人數占針灸臨床半數以上。如何更迅速、更確切地取得療效，是針灸臨床醫師始終在探索和渴望迫切解決的問題。

令人欣慰的是，一本專門探討針灸治療頸肩腰腿痛疾病的專著即將面世，這是有工作在臨床基層第一線的針灸專業人員楊朝義醫師所著，即《董氏奇穴與經穴治療頸肩腰腿痛》。

本書作者，厚積薄發，創新思路，充分發揮了針灸之所長，取穴獨到，思路寬廣，這是與作者紮實的基本功分不開的，融會貫通了董氏奇穴與經穴理論知識，取其各自精華，博採眾長，集理論性和實用性為一體，是作者近20 年臨證經驗和體會之總結，難得慷慨，悉數奉獻。另薈萃多種治療優勢和臨床醫案。

本書理論聯繫實際，與臨床緊密結合，實用性強，可直接用於臨床，適合於廣大針灸臨床工作者和針灸愛好者。

在本書出版之際，楊朝義醫師求序於我。閱稿後，感本書實用性強，可使醫者臨證時取法觀摩，而不至於望洋興嘆。此書具有推廣的價值，故欣然作序，以示祝賀！

喬正中　於北京

附註：喬正中先生為中國中醫科學院針灸研究所新九針傳人，中國針灸學會耳穴專業委員會常務理事，中華傳統醫學儀器學會經絡信息研究會副會長、秘書長，世界針灸學會聯合會及中國中醫科學院針灸研究所國際培訓中心客座教授，山西省針灸研究所主任醫師，山西省針灸學會常務理事兼耳穴專業委員會主任委員。

前言

針灸是一門古老而神奇的科學，是中國傳統文化的一部分，起源於上古時代，具有悠久的歷史，並在漫長的歷史過程中不斷積累，逐漸完善。但目前，在大多數國人的印象中，認為針灸只能治療頸肩腰腿痛等運動系統疾病，這是現代人對針灸治療疾病的粗淺認識，雖然這種認識有些片面，但也突顯了針灸治療的核心。

筆者在長期的臨床觀察中發現，就診於針灸治療的患者，多數為運動系統疾病，占臨床疾病中的60%以上。在全國各地也設有許多針灸治療頸肩腰腿痛的專科機構，數目可達相當比例，專門治療頸肩腰腿痛等運動系統疾病。由此說明針灸確實擅長治療運動系統病變，這已成為不爭的事實。

的確，一般的頸肩腰腿痛疾病，在目前的治療方法上缺乏有效的治療手段，副作用又大，故在臨床中對此往往束手無策，然而針灸卻恰好彌補了這一空白。透過歷代針灸臨床資料觀察，一般的頸肩腰腿痛病變，均為針灸治療的適應證，是針灸治療的強項。

在運動系統疾病中，大多數病種可將針灸作為首選的治療方法，在臨床治療中有奏效快、療效高、無副作用等強大優勢，透過長期的臨床治療效果觀察也完全可以證實這一點。如急性腰扭傷、踝關節扭挫傷、落枕、肱骨外上髁炎等疾病，若能正確治療，多一次即可見效，或明顯好轉，甚至痊癒；肩周炎、腰肌勞損、坐骨神經痛、梨狀肌綜合徵、足跟痛等疾病，透過針灸治療多較為快捷地緩解或解除症狀。某些疑難之疾，如脊髓病變、類風濕性關節炎、強直性脊柱炎、腰椎病變等，針灸也能起到有效緩解，甚至可達治癒的良效。

筆者在教學過程中了解到，很多學員都非常迫切希望能夠多獲得一些關於這一類的針灸專科資料，可供系統學習，全面掌握。但目前這一類的專科書籍並不多，針對這一現狀，筆者根據多年的臨床與教學經驗，進行了系統總結，撰寫了這本經驗集。一則供大家臨床參考，二則希望能起到拋磚引玉的作用，引發針灸前輩及同道師友把這一類相關疾病的經驗集冊出版，奉獻於臨床，心願即達。

本書的出版承蒙多位名師的幫助與指點，尤其是有幸得到了中國中醫科學院針灸醫院吳中朝常務院長和原山西省針灸研究所喬正中所長的親自審閱和指導，且兩位老師在百忙中抽出了寶貴的時間為本書作序，在此，謹向兩位老師為本書提供的中肯建議及對針灸後輩的扶持表示衷心地感謝，並致以崇高的敬意！

在本書出版之際，我還要衷心感謝一如既往支持的遼寧科學技術出版社編輯的幫助與指導，感謝出版社所有參與工作的同仁。

由於作者才疏學淺，水準有限，加之編寫的時間短促，難免有錯誤或不當之處，懇請同道師友及廣大讀者指正，以使本書日臻完善。

楊朝義

目　錄

第一章
頸肩腰腿痛針灸概述

一、病因病機

1. 風寒濕邪侵襲

《靈樞・痹證》中說：「風、寒、濕三氣雜至，合而為痹。」風勝者為行痹；寒勝者為痛痹；濕勝者為著痹。風寒濕邪係外因所致。

2. 勞損傷筋，氣血不利

勞損傷筋、氣血不利的病機主要是因筋脈痹阻，不通則痛，為實證，多為外傷或慢性損傷所致。

3. 肝腎虧虛，筋骨失養

肝腎虧虛、筋骨失養的病機是氣血不暢，不榮則通，為虛證，多係內因所致。

二、辨證分型

1. 風寒濕痹型

（1）**游走性疼痛**：以風邪偏重（重在祛風行血）。

（2）**疼痛嚴重者**：以寒邪偏重（重以溫法，可用灸法、火針治療）。

（3）**重著不適者**：以濕邪為重（重在祛濕利水）。

（4）**紅腫熱痛者**：以濕熱為重（這是一種特殊類

型，因風濕日久，瘀久化熱，則形成熱痹。重在局部刺血加拔火罐治療）。

2. 勞損傷筋型

該型根據患者病史（多有明確的外傷病史）、臨床表現、現代相關影像學檢查即可確診。

3. 肝腎虧虛型

該型應根據患者久病史（具有緩慢的發展過程）、高年齡等情況進行辨證。

三、臨床治療

1. 治則

通經活絡，舒筋止痛，補益肝腎。臨床治療時多是針灸並用。虛證、寒濕重用灸法、火針治療；實證重用刺絡放血法（臨床以委中與阿是點最為常用）。

2. 基本處方

基本處方有兩種，一是取局部穴，或以局部穴位為主、遠端穴位為輔的治療方法；二是取用遠部穴位，或以遠部穴位為主，局部穴位為輔的治療原則。

目前，在針灸臨床中多以第一種方法為常用，是治療頸肩腰腿痛的針灸主要方法。但這種取穴法一般取穴多，見效慢，且存在風險性大的問題。遠端取穴相對來說取穴少，見效快，無風險的特點。

筆者在臨床中多以遠端取穴為主，局部取穴為輔的治療原則。

（1）**風勝者**（行痹者）：根據祛風先行血，血行風自滅的理論常取用膈俞、血海等相關穴位，再配以驅風的相關穴位（風門、風池、風市、外關等）。

（2）**寒勝者**（痛痹者）：常取用腎俞、腰陽關、關元、申脈、至陽、合谷、足三里等穴，常加用灸法治療。

（3）**濕勝者**（著痹者）：常取用陰陵泉、足三里、中脘、豐隆、商丘等穴，常加用灸法及火針治療。

（4）**熱痹者**：常取用大椎、曲池、太陽等穴，多配用刺絡拔罐法泄熱消腫。

（5）**肝腎虧虛者**：常取用肝俞、腎俞、太衝、太谿等穴。

（6）**氣滯血瘀者**：常於局部點刺放血加拔火罐。

四、針灸治療技巧

（一）頸項痛

首先囑患者調節生活方式，避免頸項部疲勞，注意勿受風寒，加強局部保暖，改變頸項部的不良姿勢。可做頸項部的拉筋。平常可做頸部按摩減緩其疲勞。

1. 當以後正中線為主的頸痛

（1）**遠部取穴**：以督脈穴位為主。常取用人中、後谿等穴。

（2）**局部取穴**：痛點或受牽掣處穴位（多以火針、局部刺血或局部鬆解）。

2. 當以頸肌攣痛（兩側痛）

（1）**遠部取穴**：多以膀胱經的穴位為主。常取用束骨、崑崙，當病變波及少陽經時，常取用液門、中渚、陽陵泉、懸鐘等穴。

（2）**局部取穴**：多取用局部夾脊或局部膀胱經之穴

（痛點靠裡的常取用夾脊穴，靠於外側的常取用膀胱經相關穴位）。

（二）頸肩痛

首先根據患者的發病原因調節生活方式，加強局部保暖，避免受風寒，並且加強局部的適當功能鍛鍊，也可做拉筋鍛鍊（馬步，上舉雙手越高越好，左右各10分鐘）。但在發病急性期，避免強力推拿按摩。

1. 遠部取穴

遠部取穴多以疼痛病位點循經取用相關穴位（臨床多以病變經脈之輸穴為常用）。

2. 局部取穴

局部針刺多以塔形斜刺為主法。也可以火針點刺、針刀、三棱針刺血加拔火罐等方法。

（三）肩痛

1. 遠部取穴

遠部取穴多以同名的陽經對應取穴，也可以在健側的同部位或在同側的遠端辨經選穴，這種取穴必須配以患處的運動。

2. 局部取穴

局部取穴常以阻力針刺法，以活動的方式慢慢引出最痛點（受限處），多在此處以火針刺之。局部針刺常取用肩部三針（肩髃、肩髎、肩貞）。

3. 經驗取穴

臨床常取用中平、條口治療而發揮有效的作用。其原理主要是調理陽明經之氣血。

4. 隨證配穴

肝腎虧虛者常配太谿、腎俞；風寒侵襲者常配合谷、大椎；氣滯血瘀者常配血海、膈俞。

（四）肘痛

1. 遠部取穴

遠部取穴可用等高對應點取穴（如左曲池部位痛，取右曲池穴），或上下對應點取穴（如左曲池痛，可取右犢鼻穴）。

2. 局部取穴

局部取穴可在痛點刺血加拔火罐，也可在痛點火針，或在痛點運用圍刺法治療。

（五）腰痛

1. 刺血法的運用

大多數腰痛患者適宜刺血治療，並且療效滿意，因此腰痛患者要重視刺血療法的運用（多以委中和痛點刺血常用）。

2. 遠部取穴

腰痛要分清正中線及兩側之別，後正中線以取督脈經穴位為主（常取用後谿、人中）；腰脊兩側或一側腰痛，或牽及大腿後面疼痛，以膀胱經遠端穴位為主（常取用崑崙、委中、束骨、申脈），配以局部運動療法；當腰部兩側連及臀部時，此時牽及到了膽經，常取用懸鐘、外關、陽陵泉、環跳等穴；若腰痛波及小腹、會陰部，此時牽及到了肝經，常取用太衝、關元。

3. 局部取穴

以疼痛處腰椎體上下各椎體範圍內為局部取穴範圍

（若3～4椎體有病，就在2～5椎體範圍內取穴）。還常取用大腸俞、氣海俞、關元俞、腎俞、腰陽關、秩邊等局部穴位針刺。

4. 補腎並加灸法

腰為腎之府，對於久病之腰痛、寒濕腰痛、腎虛腰痛及性質不明的腰痛要多灸並補腎。

5. 隨證配穴

寒濕腰痛常加用陰陵泉、腰陽關，多深刺久留；瘀血腰痛常加用膈俞，並加用刺絡拔罐法；腎虛腰痛常加用腎俞、復溜、太谿，並以補法加灸。

（六）腿痛

引起腿痛的疾病甚多，以下將臨床常見引起腿痛的病變的治療綱要概述如下。

1. 膝痛

膝痛在腿痛病變中發病率最高，約占60%以上。

（1）**遠部選穴**：根據膝部痛點辨經選用相關穴位（常以同名經取穴為常用）。或根據其病性組方選穴。

（2）**局部選穴**：在疼痛部位周圍選用穴位，常用透刺法。若寒濕重者局部加用火針或艾灸。

2. 坐骨神經痛

（1）**同名經選穴**：根據病變經脈選用其同名經的相關穴位。

（2）**根據病性取穴**：透過四診合參，根據中醫辨證理論，確立病變性質，然後據病性組方選穴。

（3）**接氣通經法取穴**：在病變經脈自上而下循經選取穴位（根據坐骨神經痛放射部位，對照經絡循行路線，進行辨經分型，選取相應部位的腧穴，如太陽經型坐骨神經痛，可選取秩邊、環跳、承扶、殷門、委中、承山、崑崙等）。

3. 風濕

（1）**遠端取穴**：根據發病部位，以同名經或表裡經辨證取穴，主要以溫陽行氣，祛風化濕為治則。

（2）**局部取穴**：局部重用刺血法、艾灸法、火針治療法。

4. 類風濕

（1）**遠部選穴**：以辨證選穴為主，注重調理整體機能，增強自身功能，改善全身氣血運行。臨床治療以補肝腎、強筋骨、祛風濕為具體治療原則。

（2）**局部選穴**：局部選穴主要以艾灸和火針療法（在腫痛處用火針點刺2～3下，速進慢出）為主。也可以在痛處行揚刺法。

5. 靜脈曲張

（1）**刺血療法**：本病以刺血療法為主，在靜脈曲張最凸起處用火針（臨床用之最多，療效最佳）或三棱針刺血。

（2）**毫針療法**：常取用血海、曲池、足三里為主穴調整性治療。

6. 足跟痛

（1）**遠部選穴**：常取用足跟痛反應點（在大陵穴至勞宮穴之間的壓痛反應點）和經驗性用穴。

（2）**局部選穴**：根據足跟痛的部位選用局部穴位（若足跟痛點靠內側時，常選取太谿、照海；若疼痛點靠於外側常選取崑崙、申脈）。也可以在痛點直接火針刺。

7. 痛風

（1）**遠部選穴：**根據痛風部分辨證選穴。

（2）**局部選穴：**可在痛點刺血治療，也可以在痛點用火針密刺法。或在痛點運用排刺（也叫浮刺）法，也可以用浮針療法。

8. 足弓變形

本病主因為高跟鞋穿的時間過長所致，所以應予以糾正。

9. 脂肪墊發炎

本病發生的主要原因多為鞋內過於潮濕所致，所以應保持鞋內乾燥，減少足部出汗。

10. 踝關節損傷

（1）**遠部選穴：**根據損傷部位辨經選穴，多以同名經取穴為常用。

（2）**局部取穴：**多在痛處點刺放血，或在痛點周圍選擇相關穴位針刺。

第二章

臨床治療篇

第一節　落　枕

一、概 述

落枕又名失枕，相當於西醫學中的頸肌痙攣，是急性單純性頸項強痛、肌肉僵硬、頸部轉動受限的一種病症，是頸部軟組織常見的損傷之一。

多見於青壯年，冬春季節發病率高，輕者4～5天可自癒，重者疼痛嚴重並向頭部及上肢部放射，遷延數週不癒，且宜反覆發作。針灸治療落枕有較好的療效，是針灸治療優勢病種，若能正確施治，一次即癒或能見大效，故在此詳細述之。

二、病因病機

【病因】睡姿不當，枕頭高低不適，或頸部扭挫，或風寒侵襲。

【病機】氣血凝滯，經絡痹阻。

【病位】頸項部頸筋。與督脈、手足太陽經和足少陽經密切相關。

三、臨床表現

本病多發病突然，病人於晨起或傷後驟然感到頸項部酸痛強直，多以單側發病，頸部活動受限，不能左右回轉或上下低頭。

以青壯年多見，男多於女，冬春季節發病率高。本病預後較好，病程較短，多1週左右可自癒，但會給患者帶來一定的痛苦及不便。

四、臨床治療集驗

（一）基本治療

【方1】後谿或崑崙。

【注釋】落枕一病，中國醫學記述甚早，《靈樞・雜病》載曰：「項痛不可俯仰，刺足太陽；不可以顧，刺手太陽也。」其意是項痛不可前後俯仰者，乃病屬於腰背，故取足太陽經的腧穴針刺（一般多取用崑崙、束骨、申脈、金門、天柱），任取一穴，以通經活絡，疏散外邪。而項痛不可左右回顧者，其病在肩

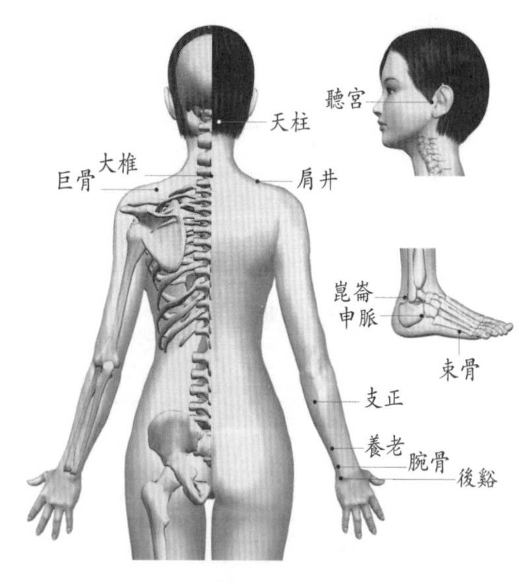

落枕取穴1

背，而手太陽之脈繞肩胛交肩上，所以取手太陽小腸經腧穴針刺（一般常取用後谿、腕骨、養老、支正、聽宮），任取一穴，以驅邪、通經絡、和氣血。

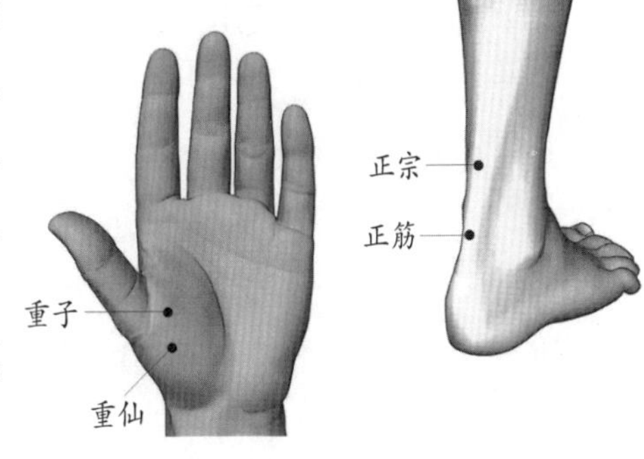

落枕取穴2

筆者在臨床每遇落枕患者，一般均以此原理而用。施術時，一定要讓患者配合頸項部疼痛點的活動，一般一次而癒或見大效。

【方2】重子、重仙或正筋、正宗。

【注釋】兩組穴位均為董氏要穴。重子、重仙適宜於病痛在肩背區，常配用十四經的承漿穴。《勝玉歌》云「頭項強急承漿保」。正筋、正宗適宜於病痛在頸部兩大筋者。兩組穴位均有極好的功效，根據患者的具體表現選用，在治療時仍然配用頸項部活動，這是提高療效的重要因素。

【方3】大椎。

【注釋】大椎為局部穴位取用，是諸陽之會，針刺可通陽解表，祛散風寒。早在《素問·骨空論篇》載曰：「失枕在肩上橫骨間。」其意是：落枕可取肩上橫骨間的腧穴。在臨床實用常取大椎、肩井、巨骨、天柱等穴，臨床可任選其一穴而用。

但筆者治療本病很少用到局部穴位，若用局部穴位也是以刺血或火針治療為主。

（二）其他療法

1. 刺血療法

【處方】阿是穴。

【注釋】在患側疼痛部位找到最明顯的壓痛點，常規消毒皮膚，用一次性無菌注射針頭在阿是穴附近瘀絡點刺放血，再用火罐拔罐5～10分鐘。本法可以單獨運用，也可以和毫針治療聯合用之。

2. 火針療法

【處方】阿是穴。

【注釋】以中粗火針，採用速刺法，點刺不留針，一般深度約為0.3～0.5寸（根據穴位局部肌肉的厚度來決定），在局部可連續點刺3～5針。

3. 浮針療法

【進針方法】斜方肌及肩胛提肌壓痛可從頸背部進針，針尖向上或從肩頸部向頸部斜刺；頸前部疼痛進針較為麻煩，可在局部根據痛點選擇合適的進針點和進針方法。

【注釋】浮針療法對落枕的急性期療效稍差，對緩解期效果滿意。

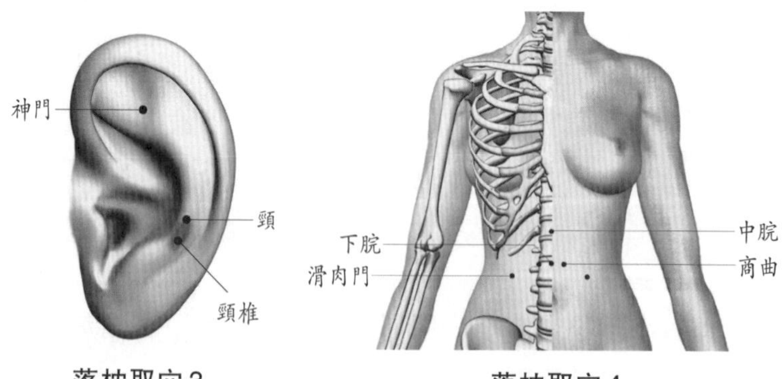

落枕取穴3　　落枕取穴4

4. 耳針療法

【處方】頸、頸椎、神門。

【注釋】毫針淺刺，深度約1分左右，捻轉瀉法，動留針20～30分鐘，每日或隔日治療1次。或用王不留行籽進行耳穴貼壓，手法由輕到重，按至有熱脹感和疼痛（以患者能耐受為度），每日按壓4次以上，每次2分鐘左右。兩側耳穴交替使用。

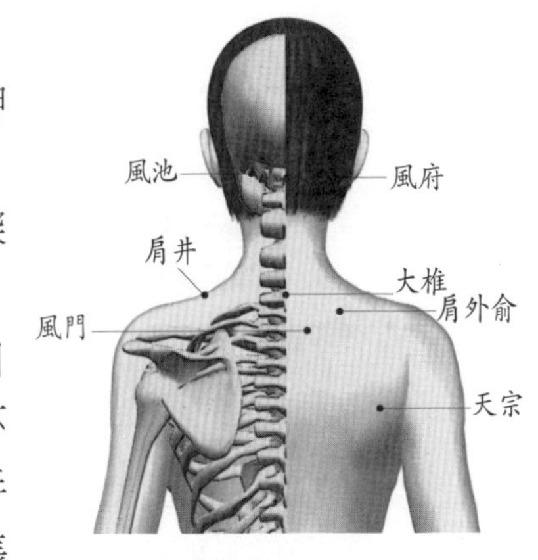

落枕取穴5

5. 腹針療法

【處方】中脘、商曲（患側）、滑肉門（患側）。

【辨證加減】頸項雙側疼痛：商曲(雙)、滑肉門(雙)。頸項後正中痛：下脘、商曲（雙）。

6. 推拿療法

【常用穴位及部位】風池、風府、風門、肩井、天宗、肩外俞等。

【主要手法】一指禪推法、滾法、按法、揉法、拿法、擦法等。

7. 皮膚針療法

【叩刺部位】叩刺頸項強痛部位及肩背部壓痛點。

【注釋】叩刺至皮膚潮紅，每日1次。叩刺背部皮膚就是開瀉太陽經以驅散風寒之邪。

8. 拔罐療法

【處方】大椎、肩井、天宗、阿是穴。

【注釋】疼痛輕者，直接拔罐，若病情重者可結合皮膚針刺出血，然後再拔火罐，每日1次。

五、按 語

針灸治療落枕效果顯著，可作為治療的首選方法。若能正確施治均能立見其效，一般1～2次即可治癒。傳統針灸治療本病多以局部取穴為常用，但透過臨床實效來看，遠端辨經選穴要明顯優於局部用穴，只要能辨準病在何經，並配以頸項部運動，便能痛隨針去。

本病多因睡眠時姿勢不良而發病，但也有部分患者因其他因素而發病，如扭挫、受寒、腎虛都可引起頸項強痛。因此應囑患者睡眠時注意枕頭高低適度，避免受寒，防止復發。

對於老年人反覆出現落枕時，應考慮頸椎病。在針刺治療中除了毫針刺法外，刺血療法運用最多效果最佳，若因受風邪而致者可用火針療法，對懼針者可用推拿、拔火罐及艾灸療法。

六、臨床驗案

病例：

李某，男，38歲。患者於昨日晨起後，感頸部疼痛、活動受限，不能回轉，疼痛放射至右側背部，頭頸向左側傾斜，疼痛程度逐漸加重，曾貼膏藥治療，效不顯，故來診。

【診斷】為落枕。

治療：

（1）**刺血治療：**先於局部阿是穴及附近瘀絡刺血，加拔火罐。針刺完畢後，疼痛即有所好轉。

（2）**毫針治療：**再針左側的後谿穴，用捻轉手法，並囑患者配合活動頸部，經針刺2分鐘左右，頸部回轉明顯改善，留針20分鐘，每5分鐘行針1次，並配合活動患部，起針後已無明顯不適感覺，經針1次而癒。

第二節　頸椎病

一、概 述

頸椎病又稱頸椎綜合徵。廣泛地說，頸椎病是指頸項部的臨床疾患，嚴格的說是指頸椎骨質增生、頸項韌帶鈣化、頸椎間盤萎縮退化等改變，刺激或壓迫頸部神經、脊髓、血管而產生的一系列症狀和體徵的綜合徵，簡稱頸椎病。本病是中老年人常見病、多發病，近幾年隨著電腦手機廣泛普及，發病已越來越多，並有年輕化趨勢，特別是大中城市地區遠遠高於農村，是針灸科常見治療病種。

本病雖然是常見病、多發病，但在目前治療尚無很有效的方法，治療較為棘手，多反覆發作，嚴重困擾著患者身心健康。針灸治療本病有較好的療效，對改善緩解病情具有見效快、療效高、無副作用之優勢，並且可以重複治療。因此本病患者自願選擇針刺治療的較多，是針灸臨床的常見病。所以在針灸臨床中很有必要對本病進一步的深入研究並加大推廣運用。

二、病因病機

【病因】肝腎虧虛，氣血不足，勞損過度。

【病機】筋骨受損，經絡氣血阻滯不通。

【病位】頸項部經筋。與督脈、手足太陽經、少陽經脈關係密切。

三、臨床表現

一般症狀主要表現為頸部不適，頸肩部肌肉酸痛不適或麻木，或有頭痛、眩暈、耳鳴，嚴重時可出現半身麻木或行走不穩等表現。

在西醫臨床中根據症狀可分為頸型、神經根型、椎動脈型、交感型、脊髓型和混合型。因不同的症型可有不同的臨床表現。頸型表現為以頸部疼痛、酸脹及沉重不適，向枕部及肩背部放射，頸部肌肉緊張、僵硬、壓痛為特點；神經根型以一側頸肩上肢反覆發作的疼痛、麻木，仰頭、咳嗽時症狀加重，手指發麻，活動不利為特點；椎動脈型臨床症狀與頸部活動相關，出現頭痛、頭暈、視覺障礙、耳鳴耳聾，頭痛多為一側，呈跳痛、刺痛。

四、臨床治療集驗

（一）基本治療

【方1】束骨或崑崙。

【注釋】足太陽膀胱經脈和經筋均行於後項部，《靈樞》經脈病候中言「項如拔」、「項筋急」、和「項背痛」，均是頸椎病的常見症狀，所以頸椎病取用足太陽膀胱經穴是經絡所行之用。束骨穴為足太陽之輸穴，《難經》曰「輸主體重節痛」，取用束骨治療則為對症所用。又根據全息論，束骨是頸椎對應部位，所以本病取用故有良效了。另外也可以取用至陰穴、崑崙穴、金門穴、申脈穴，也有很好的治療作用。

在《素問‧繆刺論》中言：「邪客於足太陽之絡，令人頭項肩痛，刺足小指爪甲上（至陰穴），與肉交者各一痏，立已。不已，刺外踝下三痏（金門穴或申脈穴或崑崙穴）。左取右，右取左，如食頃已。」

這句話其意是說：當邪氣侵入足太陽經，使人頭項肩部疼痛，刺足小趾爪甲上與肉相交處的至陰穴，各1次，立可痊癒。如果不癒，再針刺外踝下的金門或申脈或崑崙

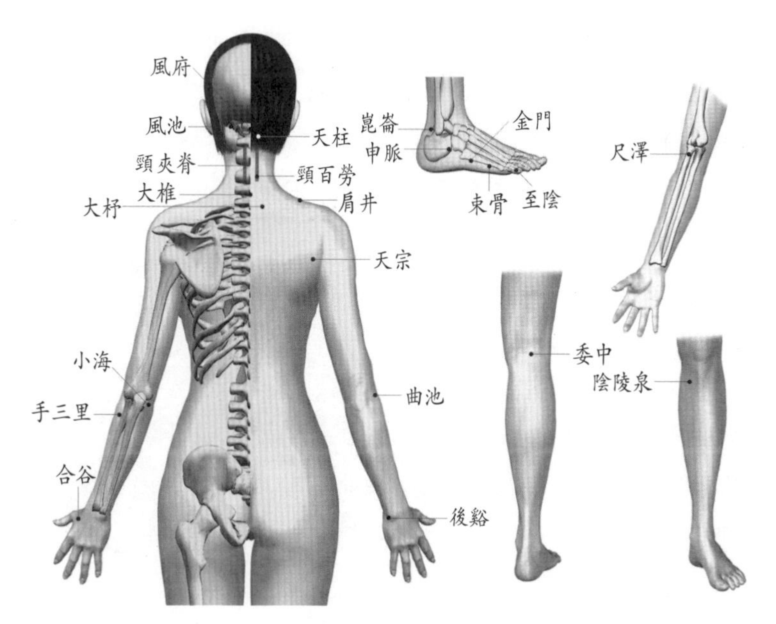

頸椎病取穴1

3次。左病取右側的穴位，右病取左側的穴位，大約吃一頓飯的時間就好了。

以上幾個穴位主要用於頸椎病表現為頸項痛的患者，相當於西醫學所說的頸型、神經根型類患者。筆者所遇上述相關病患，均以此為用，確有良好實效。

【方2】風池、天柱、頸部夾脊、後谿、申脈。

【配穴】眩暈加百會；手指麻木加外關、三間透後谿；氣血不足加足三里。

【注釋】風池是足少陽與陽維脈之會，用之既能平息上擾之風陽，又能疏散外感之邪，是治風之要穴，內外風皆可治。天柱是足太陽經穴，能祛風散寒、疏通經絡，《百症賦》中言「項強多惡風，束骨相連與天柱」。頸夾脊是經外奇穴，各穴位於相鄰頸椎棘突間，旁開中線0.5寸，靠斜方肌內緣取穴。三穴均處於頸項部，具有疏通頸部之氣血、通經止痛的作用。後谿是足太陽經的輸穴，《難經》言「輸主體重節痛」，又為八脈交會穴之一，通於督脈。申脈通陽蹻脈，二穴合用，具有上下相配，疏導頸項、肩胛部之氣血。

處方用穴遠近相配，風池、天柱、夾脊穴祛風散邪，疏通經絡，以治其標，後谿、申脈合用，補下清上，調和氣血、疏通經脈以治其本。

【方3】正筋、正宗。

【注釋】本組穴為董氏要穴，

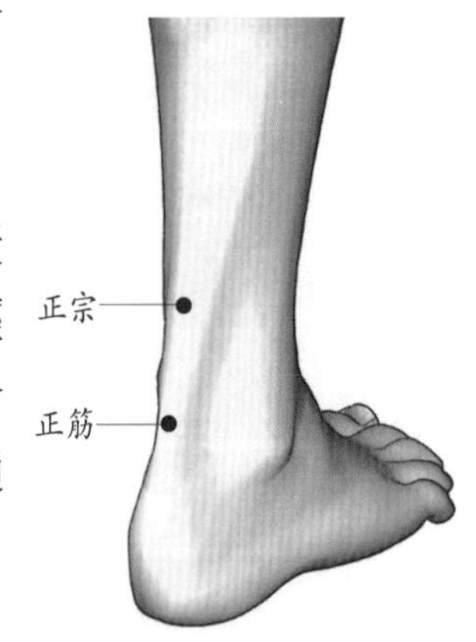

頸椎病取穴2

二穴處於跟腱上，此處於頸部為全息對應關係，刺於筋上，有以筋治筋之意。按經脈循行來說，二穴又處於膀胱經脈循行線上，所以治療本病療效非常滿意。主要針對頸項部兩側大筋強痛不適的患者，是首選的穴位。

（二）其他療法

1. 刺血療法

【處方】大椎、尺澤、委中。

【注釋】若是以眩暈為主症時首取大椎刺血，大椎為諸陽之會，而頸項部為督脈與足太陽經所過之處，在大椎刺血具有舒筋活絡、祛瘀散寒、行氣活血的作用。用一次性無菌注射針頭點刺1～2次，針刺2～3分深，然後加拔火罐10～15分鐘；尺澤處刺血最適宜於頸項部強痛者，以患側的瘀絡點刺，加拔火罐5分鐘；委中刺血適宜於頸椎病各種類型，以瘀絡點刺為主。

點刺放血可改善局部的血液循環，血流暢通，鬆弛痙攣的肌肉組織，疏通經絡。既能迅速緩解不適症狀，又有治本之功。

筆者在臨床中常用此法治療本病，多數患者均施以刺血療法，多與毫針相合而用之。

2. 火針療法

【處方】火針局部點刺。

【注釋】以中粗火針，速刺法，點刺不留針，一般深度在0.3～0.5寸（根據穴位局部肌肉厚度決定針刺深度）。也可以在頸夾脊穴淺刺，點刺深約0.2～0.3寸。一般用於頑固性的頸項強痛，特別是風寒較重的患者最為適宜。

筆者在臨床每遇頑固性的患者，多用本法而獲效。在用火針針刺頸部、肩部時，注意針刺深度，宜淺勿深。溫通法之火針，可溫通經絡，溫陽止痛。

3. 浮針療法

【進針方法】頸項部疼痛從下向上進針；背部疼痛多取橫刺，針尖對向脊柱；肩部疼痛、麻木多從上肢遠端向近心端進針；上肢痛麻在治療時一般均需先在頸部治療；兩側頸背部酸痛需兩側同時治療；眩暈時從上位胸椎兩側向頭頸部平行進針。

【注釋】本療法對頸型、神經根型和椎動脈型療效好，無論近遠期療效均滿意；對交感型有即時療效，遠期療效欠佳；脊髓型無論近遠期療效均不理想。

4. 小針刀療法

【定位】患者俯臥，在頸部尋壓痛點或結合影像學檢查確定治療點，以龍膽紫標記。

【方法】常規消毒，用無菌紗布裹小針刀快速刺入皮膚，然後緩慢推進，達病變層次後，行縱行疏通和橫行剝離，如遇筋結、變硬等處，可縱行切割2～3刀，橫行切割1～2刀。

貼創可貼保護，一般5日1次，3～5次為1個療程。

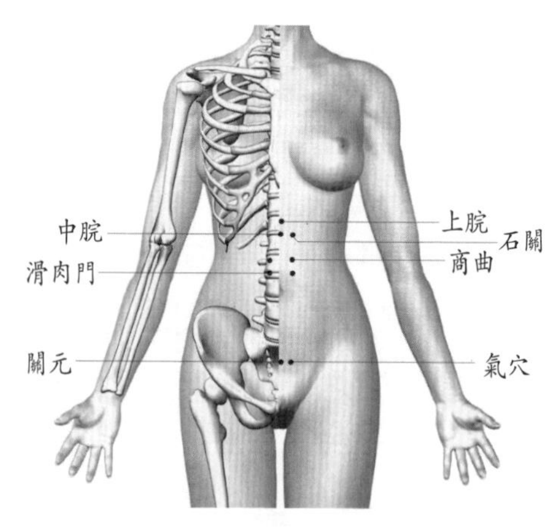

頸椎病取穴3

5. 腹針療法

【處方】天地針（中脘、關元）、商

曲（雙側）、滑肉門（雙側），眩暈者加中脘上、關元、氣穴（雙），上肢麻木者加石關（健側），每次留針30分鐘，10次1個療程。

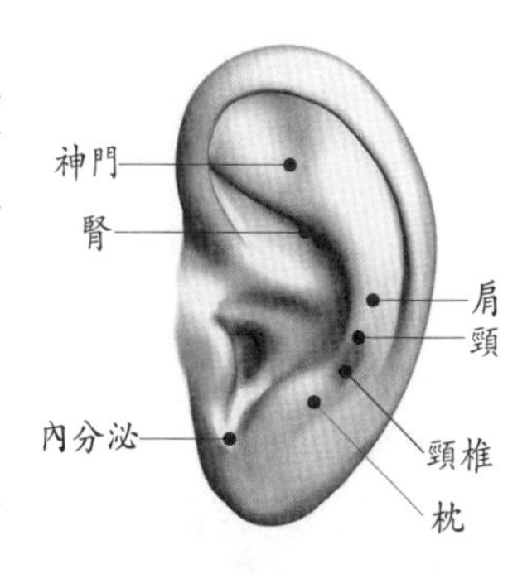

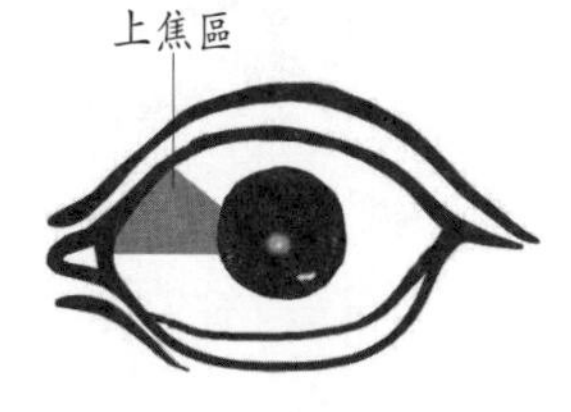

頸椎病取穴4

6. 耳針療法

【處方】頸、肩、頸椎、神門、枕、內分泌、腎。

【注釋】每次選用3～5穴，毫針刺法，或埋針法、王不留行耳穴貼壓法。

7. 推拿療法

【處方】風池、風府、肩井、天宗、曲池、手三里、小海、合谷，以及頸肩、背部，患側上肢部。

【主要手法】滾法、按法、揉法、拿法、拔伸法、揉按法等。

8. 天灸療法

【取穴】壓痛點、大椎、大杼、肩井、頸夾脊。

【方法】取用灸療中藥在上述穴位施以天灸療法。

9. 眼針療法

【取穴】上焦區。

【配穴】頸痛不可轉側配小腸區；俯仰加劇配膀胱區，頸部正中痛配腎區。

10. 埋線療法

【處方】患椎夾脊穴：頸3～頸7。

【配穴】頸型配大椎、大杼；神經根型配大杼、肩井、外關；椎動脈型配完骨、風池。

五、按 語

針灸治療頸椎病有較為滿意的效果，對改善緩解病情有確實的療效。對病情複雜、症狀嚴重者，多幾種方法聯合取用。筆者在臨床中以刺絡拔罐法、毫針療法、火針療法用之最多。刺絡拔罐有祛瘀活血、舒筋之效；毫針用之具有調氣血、通經絡的作用；火針用之則有扶陽益氣、溫通經脈之功。三者相互為用，療效確切，是治療頸椎病綜合運用的有效手段。

頸椎病針刺治療要針對患者的具體表現症狀採取相應的治療方法。初期時以標實為主，隨著病程的延長和病情的進展，損及後天脾胃，主要以本虛標實、下虛上實為矛盾的主要方面。治療以清上補下，處方以陽經腧穴為主。

當針刺頸部、肩部時應注意針刺深度。推拿治療時，應注意操作手法、操作強度，施術時不可粗暴，不可過度盲目重力按壓、大幅度扳法。

本病容易復發，所以在治療時治療後避免誘發因素。平時應進行適當的功能鍛鍊，注意頸部保暖，避免風寒之邪侵襲。

六、臨床驗案

病例1：

劉某，女，64歲。頸部活動不利，伴疼痛不適反覆發作2年餘。患者於2年前始感頸部活動不利，並伴疼痛和彈響，左手麻木，時有頭暈、噁心及後背部沉重不適。每遇陰雨天或受風寒後症狀明顯加重。曾多次口服藥物及其他方法治療，病情時輕時重，症狀沒有得到根本改善。在當地某醫院行X光檢查，結果示：頸椎曲度變直，頸3～頸6椎體骨質增生，椎間隙變窄。診斷為頸椎病。

本次發作症狀加重10餘天，故來診。檢查見：頸部活動時疼痛明顯，在頸4～頸6脊突壓痛，餘症狀如上所述。舌尖紅，苔薄黃，脈沉弦。

治療：

（1）**刺血治療：**於大椎穴及周圍瘀絡點刺放血，加拔火罐5分鐘，每隔3日治療1次。共點刺放血治療3次。

（2）**火針治療：**火針局部點刺，隔2日治療1次。共治療4次。

（3）**毫針治療：**取後谿、申脈、懸鐘、陰陵泉治療。針刺得氣後，囑患者向各個方向活動頸項部，每日1次。留針30分鐘，每10分鐘行針1次。

經用上述方法治療，1次即見明顯效果，毫針治療5次後症狀基本消失，又經3次鞏固治療臨床症狀消失。

病例2：

段某，男，55歲。患者右上肢麻木1年餘，曾服用中西藥物、行針灸、膏藥等治療，效不顯。在某醫院CT檢查，發現頸椎生理曲度變直，頸4～頸6椎體間隙變窄。

現感右肩背及右上肢疼痛，並感右手麻木，尤以夜間為重。

檢查：頸部活動受限，臂叢神經牽拉及椎間孔擠壓試驗陽性。

治療：

（1）**刺血治療**：在大椎及尺澤穴周圍瘀絡點刺放血，並加拔火罐10～15分鐘。每3～5日治療1次。共點刺放血治療3次。

（2）**火針治療**：在阿是穴、天宗、風池、相應夾脊穴火針治療，每2日治療1次。共治療5次。

（3）**毫針治療**：取崑崙、後谿、外關、風池、頸百勞針刺。先針刺遠端穴位，配合局部的活動，再針刺局部穴位。用毫針治療15次，臨床症狀消失。隨訪1年無明顯異常。

第三節　肩周炎

一、概 述

肩周炎全稱為肩關節周圍炎，是肩關節囊廣泛創傷性退行病變，引起關節囊和關節周圍組織的慢性無菌性炎症反應。中醫學稱為「漏肩風」。

若遷延日久，肌肉萎縮、粘連、關節活動受限，則稱為「肩凝症」、「凍結肩」。又因其病多發生於50歲左右的人，所以又有「五十肩」之稱。本病以重體力勞動者多見，女性多於男性。

針灸療法對本病有較好的治療功效，是針灸治療的優勢病種，非常值得在臨床大力推廣運用，可作為治療本病的首選方法。

二、病因病機

【病因】體虛，勞損，風寒侵襲。

【病機】肩部經絡阻滯不通或失養。

【病位】肩部經絡。與手三陽、手太陰經密切相關。

三、臨床表現

本病臨床表現以發病時間的長短而有不同。初期以肩關節疼痛為主，功能活動尚可，單側或雙側肩部酸痛，可向頸部和上肢放射。可有固定壓痛反應，多為日輕夜重的表現。隨著病情進一步的發展，疼痛程度反而減輕，逐漸出現功能障礙，肩關節呈不同程度僵直，手臂上舉、後伸、前伸、外旋等動作受限制。

局部可有明顯壓痛及發涼感，受風寒明顯加重，得溫則稍緩解，嚴重者可影響梳頭、穿脫衣服等日常生活。日久頑固不癒者，可致肩部肌肉萎縮。

四、臨床治療集驗

（一）基本治療

1. 根據病位點取穴（辨經選穴）

（1）當病痛點處於手陽明經（疼痛以肩前外部為主）時，常取用的穴位是合谷或曲池或三間或列缺（根據患者的具體情況選用一穴即可）。

（2）當病痛點處於手少陽經（疼痛以肩外側部為主）時，常取用的穴位是中渚或懸鐘或陽陵泉或外關（根據患者具體情況選用一穴即可）。

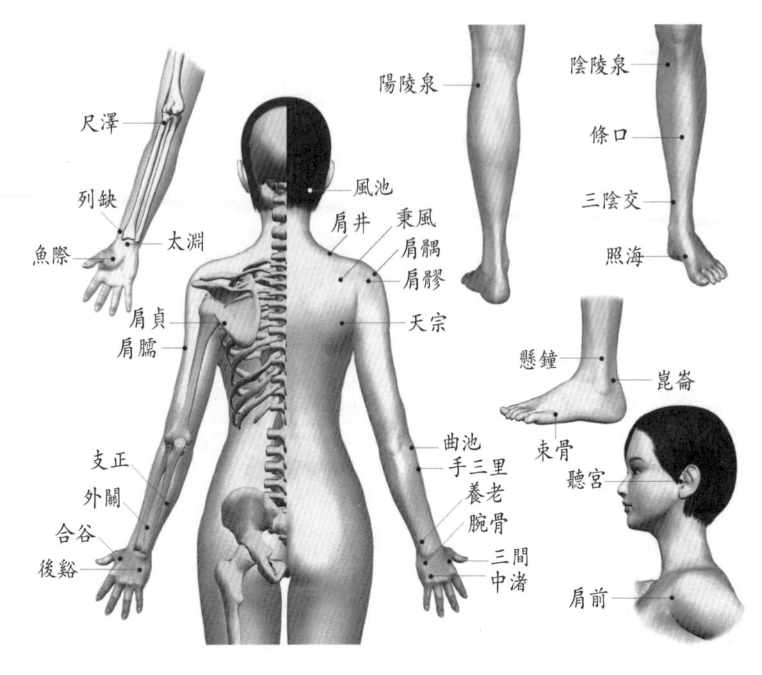

肩周炎取穴1

（3）當病痛點在手太陽經（疼痛以肩後部為主）時，常取用的穴位是後谿或腕骨或養老或支正或崑崙或束骨（根據患者具體情況選用一穴或兩穴即可）。

（4）當病痛點處於手太陰經（疼痛以肩前部為主）時，常取用太淵或魚際或尺澤或列缺或三陰交（根據患者具體情況選用一穴或兩穴即可）。

2. 根據病性取穴

（1）當疼痛於天氣有明顯變化時（也就是陰雨天時疼痛明顯加重），常取用陰陵泉。多可用灸法及火針治療。

（2）當受風寒明顯加重時，常取用外關或風池或聽宮，也可加用火針。

(3) 當疼痛在夜間，或夜間疼痛明顯加劇時，常取用照海，或根據子午流注時間法，當病在那一時辰而發，就取用相應經脈的原穴（這種取穴法適宜病情固定於某一時間段而發病的患者）。

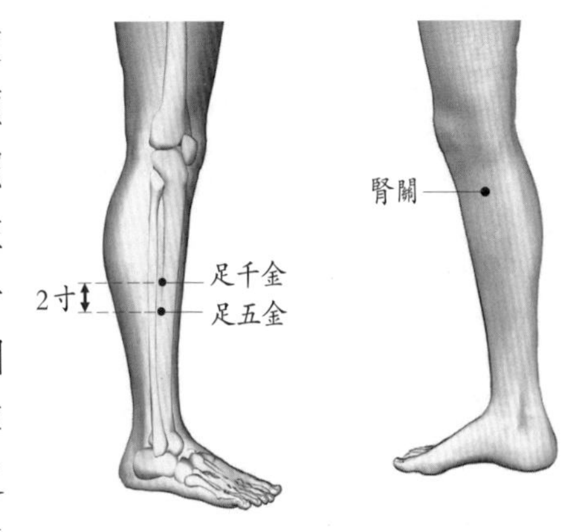

肩周炎取穴2

(4) 當年齡在50歲左右發病的患者（也就是「五十肩」，陽明氣虛、肝腎虧虛患者），常取用條口或中平或董氏奇穴的腎關穴。

(5) 當肩臂不能抬舉的患者（也就是活動受限，有粘連的患者），常取用董氏奇穴的足千金、足五金（用於不能向後抬舉者），董氏奇穴的腎關穴（用於肩臂不能前抬者），也可以在牽制點火針治療或刺血療法。

3. 局部穴位的取用

無論辨經選穴，還是根據病性取穴，均可在肩關節局部配用相關穴位來治療，在臨床中肩關節局部取穴最常用的穴位為：肩髃、肩髎、肩前、肩貞，這4個穴是治療本病在局部取穴常用的穴位，臨床上根據患者的具體情況選用相關穴位，局部選穴，可疏通肩部經絡之氣血，通經活血而止痛。

一般針灸治療本病多以局部穴位為常用，筆者透過長期的臨床實踐來看，辨經遠端選穴要明顯優於局部穴位的運用。遠端選穴具有見效快、療效高、用穴少、風險低等治療優勢特點。筆者在臨床中較少單獨局部取穴，若局部用穴則是先遠端取穴再局部用穴，或是以局部痛點刺血及火針治療。

（二）其他療法

1. 刺血療法

【取穴】阿是穴、尺澤。

【注釋】在患側肩部尋找最明顯的壓痛點，用一次性無菌注射針頭點刺2～3針，再加拔火罐。並加配患側的尺澤周圍瘀絡點刺放血，同時也加拔火罐，使瘀血外出，邪去絡通。一般隔日1次，臨床多與毫針法配用，療效滿意。多數患者經刺血治療後，疼痛多能立時緩解。肩部穴位刺絡放血後起到活血化瘀，行血散風，促進經絡氣血運行的目的。

2. 火針療法

【取穴】阿是穴（痛點、肌肉僵硬處或舉臂時牽掣點）。

【注釋】一般一個部位可散刺2～5針，針刺深達肌腱結合部，出針後用消毒乾棉球立按針眼片刻。每週治療2次。囑患者保持局部清潔，避免針孔感染。筆者在臨床常以此法用之，尤其對頑固不癒的患者用之依然有很好的療效，是治療本病的一個有效手段。

火針可以溫其經脈，鼓舞人身的陽熱之氣，溫煦肌膚，因而驅散寒邪，使脈絡和調，而疼痛自止。尤其對後期粘連的患者，火針更有獨到之優勢，針之能促進局部血液循環，疏通鬆解粘連板滯的組織。

3. 推拿療法

【常用穴位及部位】肩井、肩髃、秉風、天宗、肩貞、曲池、手三里、合谷，以及肩臂部。

【主要手法】滾、揉、拿捏、點壓、彈撥、搖、扳、拔伸、搓抖等。

4. 浮針療法

【操作方法】根據痛點的位置情況選擇進針點，若痛點偏上，可從鎖骨部位向肩部進針；若痛點偏下，可從上臂向肩部進針；若痛點彌散，可分別治療，一次可同時治療數點，或根據患者的實際情況分次治療。

【注釋】浮針療法對病久有粘連的療效更佳，可起到鬆解粘連之效。也就是說，浮針對肩周炎久治難癒的患者依然有很好的功效，是治療肩周炎後期的一個有效方法。在臨床治療時若配合刺血療法療效更好。

5. 小針刀療法

【方法】操作時可在局麻下將小針刀刺入痛點，觸及

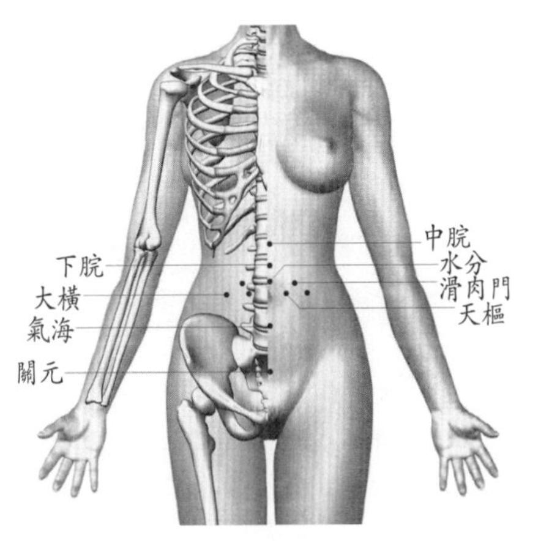

肩周炎取穴3

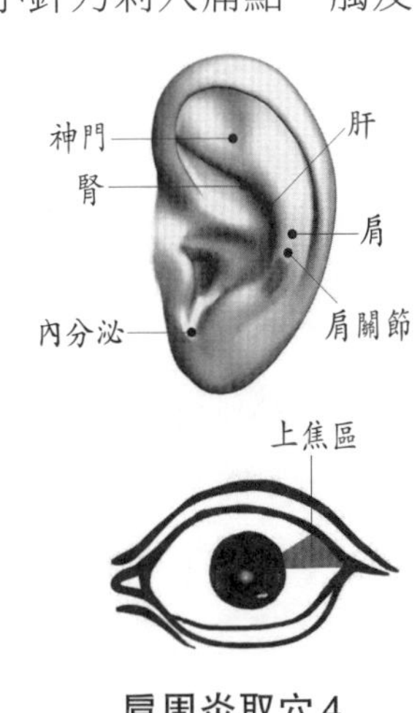

肩周炎取穴4

硬結及條索狀，順肌纖維走行方向剝離鬆解粘連。

【注釋】小針刀適合於粘連久的患者。小針刀有疏通經絡，解除粘連的作用。

6. 腹針療法

【處方】引氣歸元（中脘、下脘、氣海、關元）、天樞（雙側）、大橫（雙側）、滑肉門（患側）、水分。

【注釋】每日治療1次，每次留針30分鐘，10次為1個療程。

7. 耳針療法

【處方】取肩、肩關節、神門、肝、腎、內分泌等。

【注釋】每次選用3～5穴，對準穴位快速刺入，深度1分左右，留針20～30分鐘，每日或隔日治療1次。或用王不留行籽貼壓，配以活動肩部，每日按壓4次以上，每次2分鐘左右。適宜於初期患者，多於其他方法合併用之。

8. 埋線療法

【初期】阿是穴刺入埋線。

【粘連期】在結節處做埋線。

【配穴】手太陰經型加肩前、三陰交；手陽明經型加肩髃、條口；手少陽經型加肩髎、懸鐘；手太陽經型加臑俞、承山。

9. 針挑療法

【選穴】於病痛區選取陽性點3～5個。

【方法】用較強刺激手法挑刺，牽住皮下白色纖維組織，反覆進行左右搖擺旋轉牽拉動作，以觸動所在部位的經絡。隔日1次。

10. 眼針療法

【主穴】上焦區。

【配穴】肩前痛加大腸區，肩後痛加小腸區。

11. 天灸療法

【處方】肩髃、肩髎、臂臑、肩井、天宗。

【注釋】配用相關藥物在上述穴位選用2～3個穴點施灸。

五、按語

本病是針灸治療的優勢病種，透過針灸治療可明顯地緩解甚至消除症狀。尤其是初發者，療效更佳，對粘連患者需多種方法並用，如刺絡拔罐、火針、浮針、小針刀、推拿等方法的合用，可明顯提高治療效果。

針灸治療肩周炎的療效好壞與疼痛程度無太大的關係，但與疼痛的面積有直接聯繫，當牽扯的經脈越少，治療效果越好，只有一處疼痛者效果最好，如果疼痛的範圍很大，說明病在多條經脈，在治療時應首治疼痛最甚經脈，一次治療不宜選太多的穴。

在治療時必須辨清病在何經，方能痛隨針去，否則針再多的穴也無效。當針刺得氣後，囑患者同時活動患處，這是提高療效的重要因素，絕不可忽視。

針灸對本病有較好的止痛效果，若經一定時間的治療無明顯緩解時，應排除肩關節結核、頸項部及肺部腫瘤等疾患。肩周炎屬於軟組織病變，X光為陰性表現。所以在治療時應注意排除嚴重的器質性病變，以免延誤治療（筆者在臨床曾遇到多例是因他病而引起肩痛就診的患者，因誤診肩周炎治療多時）。在治療時應囑患者注意保暖，防止受寒，以免加重病情，影響治療效果。

在治療期間需配合適當的肩部功能鍛鍊，隨著疼痛減輕，才可以逐漸加大活動幅度，活動不過急過猛，遵循持之以恆、循序漸進、因人而異的針對性原則。

六、臨床驗案

病例1：

沈某，女，52歲，右肩疼痛20餘天。近日來出現右肩疼痛，抬舉不利，曾貼敷膏藥及藥物治療，效不顯，陰雨天明顯加重，並感背部畏寒及沉重感，在天宗穴周圍壓痛明顯，後項部僵硬。時有潮熱、心煩、眠差。舌質紅，苔薄白，脈弦，重按無力。診斷為肩周炎（五十肩）。

治療：

首先在天宗穴處刺血，加拔火罐10分鐘左右，出血量宜少。刺血完畢取患側條口深刺，平補平瀉手法刺激，得氣後取針。再取健側的後谿，留針20分鐘，當針刺得氣或每次行針時配合活動患處。並配用天灸療法。治療1次後症狀即有明顯緩解，共治5次而癒。

病例2：

王某，女，55歲，右肩關節反覆疼痛4年餘。活動明顯受限，穿脫衣困難，陰雨天、勞累及夜間疼痛均加重。曾多種方法治療效果不顯，餘尚可。檢查：舌尖紅，苔白略膩，脈沉細，右肩部周圍有廣泛壓痛。診斷為肩周炎。

治療：

（1）**刺血治療：**在最明顯的壓痛點及患側的尺澤點

刺放血，並加拔火罐10～15分鐘，每3日1次。共治療3次。

（2）**火針治療：**在壓痛點及牽掣點火針點刺，隔日1次。共治療5次。

（3）**毫針治療：**取條口深刺，當針刺得氣後出針，不留針，再針刺足五里、足三金、腎關穴，留針30分鐘，每日1次。當針刺得氣或行針時配合患處的活動。

用上述方法治療1次後，症狀稍緩，3次後已明顯緩解，共治療12次而癒。

第四節　臂叢神經痛

一、概 述

臂叢由頸5至胸1的脊神經前支組成，有時胸2亦參與。主要支配肩及上肢的感覺和運動。臂叢神經痛是各種原因導致臂叢神經根、神經叢和神經幹的原發性和繼發性病變所產生的疼痛。在這裡所談及的主要針對原發性病變，這一類疾病是因無菌性炎症而致。

本病在臨床中並不少見，病情輕的患者可在數天減輕或消失，病情較重的患者可持續數週，癱瘓的肢體可從數週到數月才逐漸改善。該病屬於中醫學「痹症」、「筋痹」、「肩臂痛」等範疇。

本病在西醫學中認為是炎症、缺血、受壓而引起臂神經的感覺和運動功能活動異常。針灸對本病有較好的療效，既可以迅速緩解症狀，也能有效的得以根治。

二、病因病機

【病因】外傷、慢性勞損、風寒濕熱侵襲。

【病機】經絡氣血阻滯不通。

【病位】肩臂部。與手三陽、手三陰關係密切。

三、臨床表現

臨床主要表現為鎖骨上窩、肩、腋、前臂尺側等部位出現較為強烈的放射性，甚呈刀割樣、撕裂樣、燒灼樣或針刺樣疼痛為主症。可伴有肢體運動、感覺障礙和肌萎縮，表現出典型的神經痛之症狀。常與頸椎的退行性變、外傷或免疫接種、感受寒涼等因素有關。

四、臨床治療集驗

（一）基本治療

【處方】極泉、肩髃、肩髎、曲池、外關、後谿、陽陵泉。

【配穴】手太陰肺經區域疼痛配尺澤、太淵；手少陰心經區域疼痛配少海、通里；手厥陰經區域疼痛配曲澤、內關；手太陽經區域疼痛配肩貞、腕骨。

【注釋】極泉穴處於腋下動脈搏動處，操作時避開動脈，直刺0.5～0.6寸，與肩髃、肩髎乃為局部取穴所用，疏導局部之氣血；曲池疏通手陽明經之氣血，手陽明多氣多血；後谿疏導手太陽經之氣血，後谿為輸穴，「輸主體痛」；外關疏導手少陽經氣血，外關祛風寒之效甚強；陽陵泉為八會之筋會，有舒筋通絡，柔筋止痛的作用。穴位

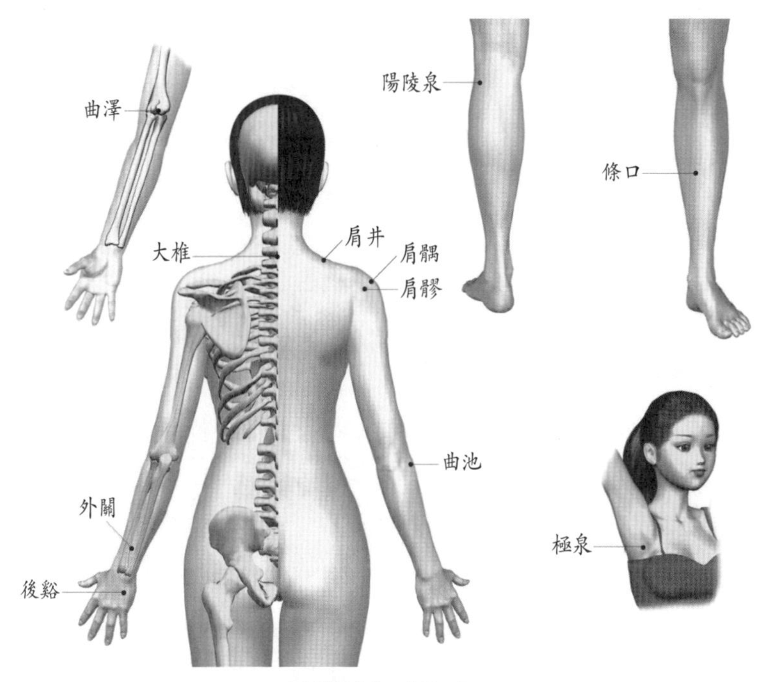

臂叢神經痛取穴1

遠近相配，相得益彰。

（二）其他療法

1. 刺血療法

【處方】大椎 、肩髃、肩井、曲澤、阿是穴。

【操作】根據疼痛部位選擇上述相關穴位，點刺後加拔火罐5～10分鐘，總出血量控制在30～50毫升。每日1～2次。

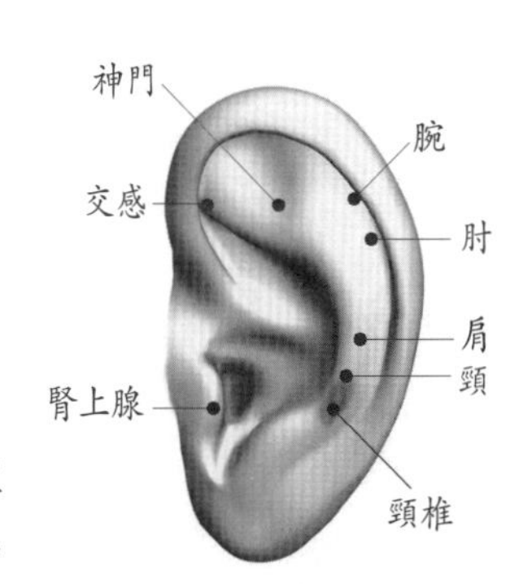

臂叢神經痛取穴2

2. 耳針療法

【處方】取頸椎、肩、頸、肘、腕、神門、交感、腎上腺等。每次選用3～4穴，毫針刺法或埋針法、壓籽法。

3. 火針療法

【處方】阿是點及病變經脈相關穴位。

【注釋】阿是點一般點刺3～5下，病變經脈選穴一般點刺1針，每週治療2次。

4. 浮針療法

【進針方法】頸部疼痛多沿鎖骨方向向頸部進針，特殊情況下也可從背部向上進針；上肢症狀一般從遠端向近端進針，如位於肘臂部時也可以選擇向遠心端進針。

五、按語

針灸對原發性病變的治療有很好的療效，對繼發性病變在改善症狀方面也尚屬滿意。但在治療時要仔細對上肢進行檢查，先查看頸、肩、背、上臂、前臂肌肉是否有萎縮，局部軟組織是否紅腫熱痛，再進行上肢各功能檢查，明確病變根本之所在，施以正確的治療方法。對繼發性病變患者，要針對原發病治療。

急性期宜減少活動和避免提重物，使患肢得以休息，嚴重者將前臂屈曲並以懸帶於胸前。

若是頸椎病引發者，注意頭位不宜固定太久，臥枕不宜過厚，避免頸部過屈。對於病情重，頑固性患者，可同時結合幾種方法並用，如推拿、針灸、刺血、薰洗等療法，以提高臨床治療效果。

慢性患者平時注意保暖，防止寒邪侵襲，適當注意鍛鍊，鍛鍊強度因人、因病而異，適可而止，量力而行。

六、臨床驗案

病例：

王某，男，56歲。右肩、臂酸重疼痛、手指麻木腫脹4年餘。患者於4年前發生腦出血病變，右側肢體活動受限。在恢復過程中漸出現右肩、臂酸痛，經多方治療，效不顯。現患者感右肩、臂酸痛，抬舉受限，呈持續性疼痛，陣發性加劇。疼痛如燒灼、針刺樣，夜間痛劇，手指麻木腫脹，平時靠搓揉有所緩解。

【查體】右上肢遠端略腫脹，指端膚色暗紅，右上肢外展及上舉受限，臂叢牽拉實驗陽性。脈緊細，舌質淡紫，苔黃膩。

治療：

（1）刺血治療

【處方】大椎、肩髃、曲澤。

【方法】在以上各穴點刺出血，加拔火罐，出血量在50毫升左右，每週治療1次，共治療3次。

（2）毫針療法

【處方】條口、陽陵泉、極泉、曲池、肩髃、肩髎。

【方法】首先取健側遠端的條口、陽陵泉、曲池，針刺得氣後讓患者逐漸活動患處，繼後再針刺患側的極泉、肩髃、肩髎，20分鐘後將局部穴位取下，遠端穴位再留針10分鐘。

經治療1次後症狀即有所緩解，10次後疼痛基本消失，共治療12次。

第五節 肱骨外上髁炎

一、概 述

肱骨外上髁炎俗稱為「網球肘」，是一種常見病、多發病。由於某些工作需反覆屈伸肘關節及前臂旋前旋後活動，引起橈側腕伸肌肌點損傷，致使肘關節之橈背部疼痛，故又稱為前臂伸肌聯合腱炎、肘橈關節滑膜炎、肱骨外上髁骨膜炎。多發於肘部旋轉和伸肘關節的勞動者，如打字員、木工、鉗工、網球運動員等，故又俗稱「網球肘」。屬於中醫學「肘勞」、「傷筋」範疇。

本症極為常見，但一般治療難以治癒，多易反覆發作。針灸治療本病臨床療效滿意，若能正確治療則能短時而癒，是治療本病的有效方法，值得推廣運用，故詳細述之。

二、病因病機

【病因】慢性勞損，寒濕侵襲。

【病機】氣血阻滯不暢，肘部經氣不通，不通則痛。

【病位】肘部的經脈和經筋。多在手三陽經筋。

三、臨床表現

本病多起病緩慢，初期僅在勞累後偶感肘外側疼痛，休息後無明顯感覺，日久症狀則逐漸加重，並影響日常生活。表現為肘外側疼痛、無力、難以持物用力（如握拳、屈腕、提物、掃地等動作難以勝任）。嚴重者局部壓痛明顯，一般可有局限而敏感的壓痛點，病程長的可見局部粘連或肌肉萎縮現象，每遇寒冷疼痛加重。

四、臨床治療集驗

（一）基本治療

【處方】犢鼻、衝陽、曲池、陽陵泉。

【配穴】肘部痛甚配董氏奇穴靈骨、天井；臂肘麻木不仁配外關。

【注釋】中醫認為本病的發生多是以陽明氣血不足而致，故治療以陽明經穴為主，陽明經多氣多血，用之可激發陽明經氣，活躍氣血，濡利關節，通絡止痛。陽陵泉為八會之筋會，若能在此處找到反應壓痛點針之，療效更佳。在高樹中醫師撰寫的《一針療法》中，被稱為肘靈穴。

筆者在臨床中常取用健側的犢鼻與曲池治療，再配用患側的靈骨穴（為董氏奇穴穴位），療效十分滿意。一般先針健側的犢鼻與曲池，並讓患者配合患處的運動。犢鼻取穴是為手足對應

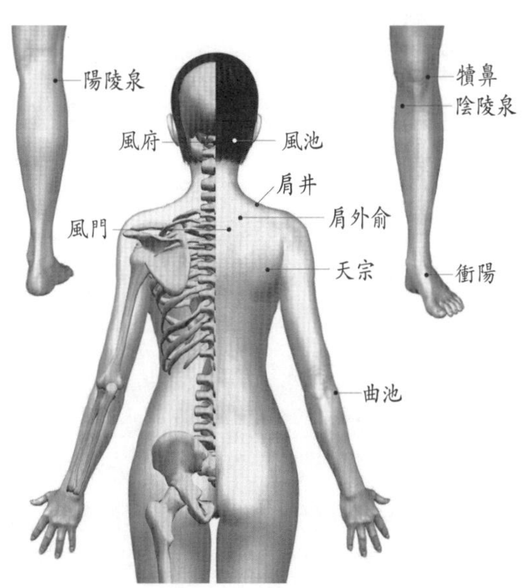

肱骨外上髁炎取穴1

取穴之用，曲池乃為等高對應取穴之用，這均符合《內經》交經繆刺，「左病取右，右病取左」之用。經臨床實用，其效肯定，筆者常配合火針點刺，一般3次內可癒。

（二）其他療法

1. 火針療法

【處方】阿是穴點刺（肱骨外上髁點）。

【注釋】以中粗火針快速點刺阿是穴（按壓最痛點）2～3針，進針約0.2～0.3寸，不留針。局部火針點刺可舒筋活絡、激發經氣，使氣機疏利，氣血通暢，經筋得養而達治療目的。

火針治療本病療效確切，筆者最常用此法治療本病，輕症早期患者1次可癒。火針治療本病簡單實效，無不良反應，很值得在臨床推廣運用。

2. 刺絡療法

【處方】阿是穴及周圍瘀絡。

【注釋】用一次無菌注射針頭點刺，然後再配火罐相助以拔血，一般隔日1次。也可以用皮膚針叩刺，叩至微微滲血，加拔火罐，每2～3日1次。

在疼痛及瘀絡刺血，使邪有出路，達到疏通經絡、調和氣血、消腫止痛的目的。這是筆者早年臨床常用之法，其療效也較為滿意，多與毫針治療合用。

3. 艾灸療法

【方法】用溫針灸或隔薑灸法。

【注釋】溫針灸法是毫針與灸法合用之法。在阿是穴處用1.5寸長的毫針針刺，在針柄上放一艾炷（市場所售的艾炷大約在3公分左右，一般一次點燃2炷）。隔薑灸法是在阿是穴放置鮮薑片，用小艾炷隔薑灸，每穴灸3～5壯，每日或隔日1次，10次為1個療程。無論用溫針灸還是用隔薑灸注意勿燙傷、燒傷。

4. 小針刀療法

【方法】用針刀鬆解肱骨外上髁部位肌腱附著點的粘連。

5. 腹針療法

【處方】中脘、商曲（健側）、滑肉門（患側）、上風濕點（患側，滑肉門上0.5寸，外0.5寸）。

【注釋】每次留針30分鐘，10次為1個療程。

6. 浮針療法

【操作】當痛點處於外上髁偏上方時向肘部進針；當痛點處於偏下方及肱橈肌處時，可從前臂自肘部進針。

【注釋】浮針療法最早應用於本痛的治療，療效非常滿意，一般針之即效，多數經1次治療可使疼痛消失或基本緩解。筆者曾用本法治療數例本病患者，一般在3次內而癒。浮針療法治療本病痛苦

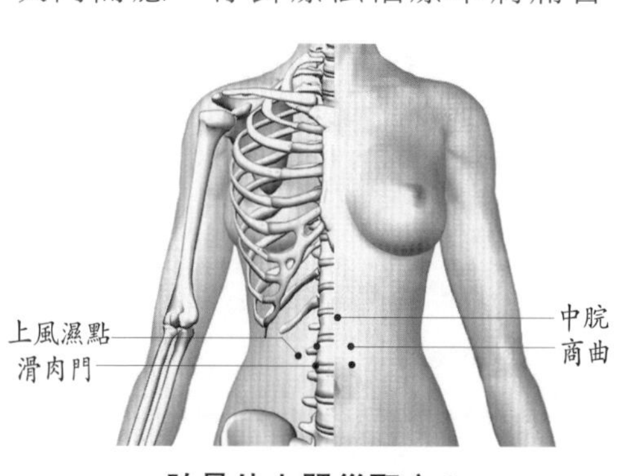

肱骨外上髁炎取穴2

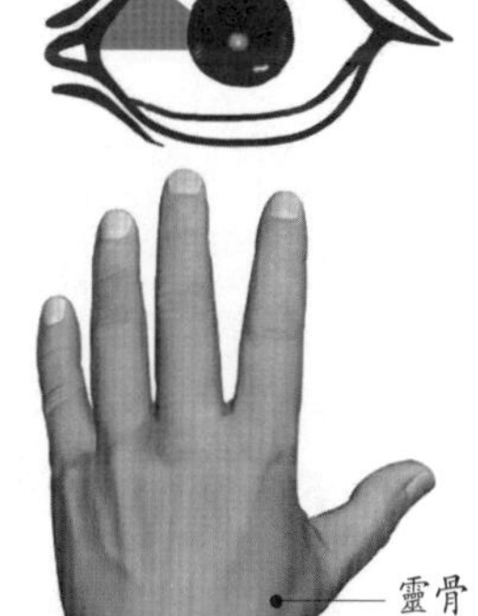

肱骨外上髁炎取穴3

小、見效快、療效高，值得在臨床大力推廣用之。

7. 推拿療法

【常用穴位及部位】風池、風府、風門、肩井、天宗、肩外俞等。

【主要手法】滾法、按法、揉法、拿法、彈撥法等。

8. 眼針療法

【主穴】上焦區。

【配穴】痛在大腸經加大腸區，痛在小腸經加小腸區。

五、按 語

本病臨床十分常見，但一般治療效果不佳，西醫主要以封閉治療為主，多數患者不樂意接受本療法，尚無其他有效之法。針灸治療本病療效滿意，具有治療快、無副作用之優勢特點。尤其是火針治療、浮針治療，療效更加滿意，是治療本病的有效方法，一般1次即可見顯效，3次之內多數可癒。

本病在中醫學稱之為肘勞，與慢性勞損有重要關係，所以在治療期間或經治療短時間之內應注意減少肘關節活動，避免提重物，防止再度勞傷，否則纏綿難癒或易復發。並同時注意保暖，避免風寒濕邪的侵襲。筆者在臨床中曾治療數例本病患者，均取得滿意療效。

六、臨床驗案

病例：

徐某，女，51歲，右肘關節外側疼痛伴屈伸不利2年餘。患者因抱孩子漸至右肘關節疼痛，當時痛不甚，經休息後可緩解，未引起注意。後症狀減重，屈伸明顯受限，握物無力，影響日常生活，曾多次尋求治療，口服藥物、貼膏藥、針灸等治療，一直未癒。現經他人介紹來診，檢查見：右肘關節外側疼痛，屈伸不利，壓痛明顯，並微有腫脹。舌苔薄白，脈沉弦。診斷為肱骨外上髁炎。

治療：

（1）**火針治療：**首先於痛處點刺火針，隔日1次。共治療2次。

（2）**毫針療法：**再針健側的犢鼻、曲池，患側的靈骨，囑患者配合患側的運動。犢鼻、曲池行捻轉手法，平補平瀉，靈骨用補法，每日1次。並囑患者在近期減少右側上臂的活動，共治療4次痊癒。

第六節　手腕痛

一、概 述

手腕痛之症在臨床中常見。引起手腕痛的原因主要因勞損和外傷，常見於腕管綜合徵、橈骨莖突狹窄性腱鞘炎、屈指肌腱腱鞘炎、腕關節扭挫傷、掌指骨關節炎等病。

腕關節因其活動範圍大，活動頻繁，極易發生勞損，故在臨床中常見。針灸療法對該病有較好的療效，臨床治療時應根據不同的疾病選擇合適的治療方法。

二、病因病機

【**病因**】外傷及慢性勞損。

【病機】筋絡不通，腕部氣血運行不暢。

【病位】腕關節部筋絡。手三陰、三陽經脈。

三、臨床表現

手腕痛是手腕部病變而引發的一種症狀表現。急性損傷在傷後立出現手腕部的疼痛、活動受限。慢性勞損所致的疼痛發病緩慢，症狀逐漸加重，在靜止時疼痛不甚劇烈，在腕關節活動時引發疼痛，導致功能受限，嚴重者可有局部的腫脹，並有明顯的壓痛點。病情長久者可引發魚際部肌肉萎縮，指關節功能障礙。

四、臨床治療集驗

（一）基本治療

1. 遠端對應選穴

（1）當壓痛點處於太淵穴周圍時，常取用（對側）太谿穴。

（2）當壓痛點處於養老穴周圍時，常取用（對側）申脈穴。

（3）當壓痛點處於陽池穴周圍時，常取用（對側）丘墟穴。

（4）當壓痛點處於陽谿穴周圍時，常取用（對側）商丘穴。

（5）當壓痛點處於腕部正中周圍時，常取用（對側）解谿穴。

（6）當壓痛點處於指關節時，常取用（對側）四肢穴或五虎一、二（均為董氏穴位）。

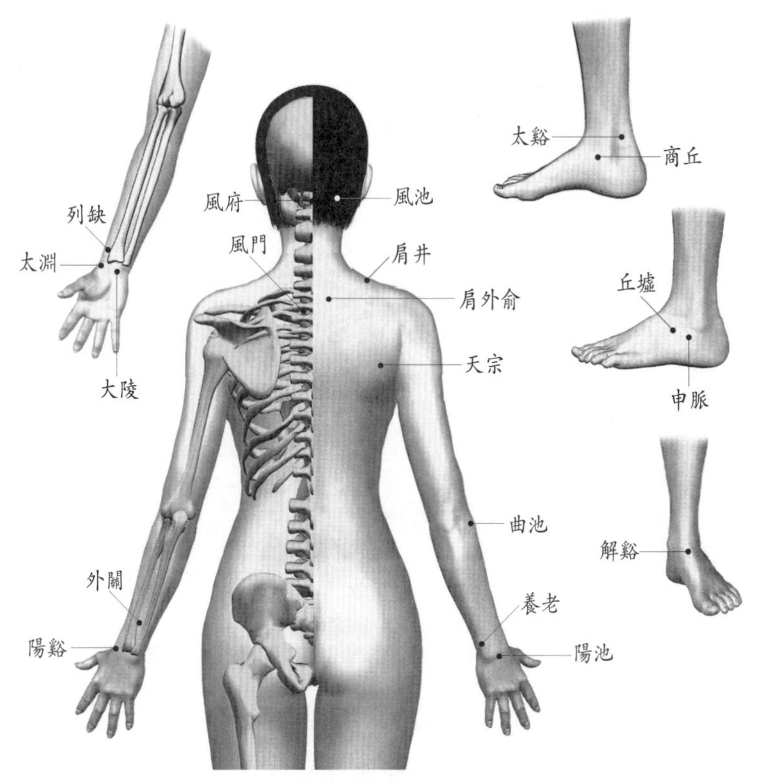

手腕痛取穴1

【注釋】《靈樞·終始》篇中言：「病在上者下取之，病在下者高取之，病在頭者取之足，病在腰中取之膕。」這是針灸治療遠道取穴的重要理論，是針灸處方的一個基本原則，在臨床中非常實用。

在《素問·陰陽應象大論篇》中言：「善用針者，從陰引陽，從陽引陰，以右治左，以左治右。」就是說右側有病，取左側的穴位治之，左側有病取右側的穴位治之，上述取穴所用思想就是根據這兩點而用。臨床實效強，這種取穴具有用穴少、療效強、見效快的優勢。

2. 局部取穴的運用

【處方】陽谿、陽池、太淵、大陵、列缺。

【注釋】上述 諸穴均處於腕關節周圍，根據局部的穴位治療局部的病而選用之。在臨症時據患者具體的疼痛點靈活選擇用之。刺之有通經活絡、舒筋止痛的作用。

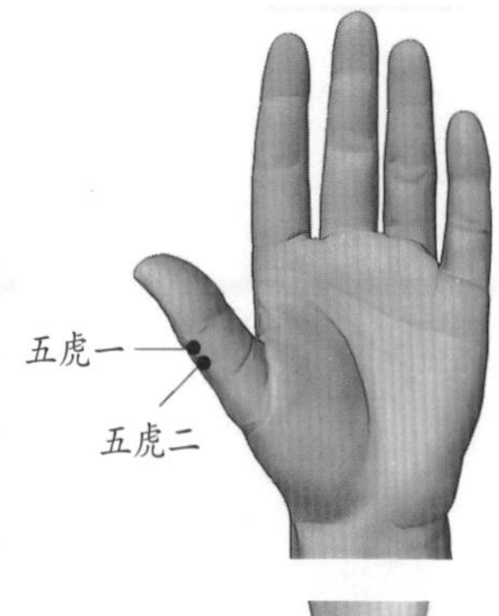

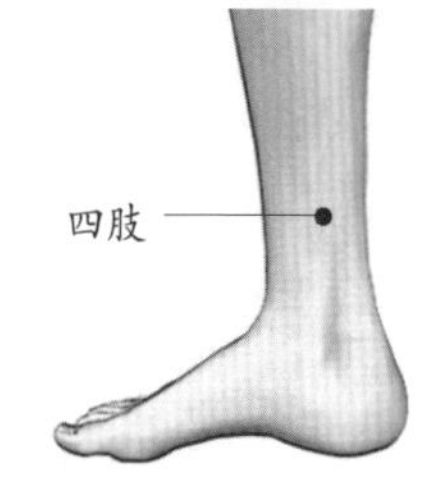

手腕痛取穴 2

（二）其他治療方法

1. 刺血療法

【處方】阿是穴及周圍的瘀絡或腫脹明顯部位的怒張靜脈。

【注釋】常規消毒，用一次性刺血針頭快速刺入1～3分，同時加拔火罐，使之出血，留罐5～10分鐘。

腕部腫脹疼痛，乃為氣血阻滯不通，不通則痛，阿是穴刺血，使邪有出路，經脈通暢，疼痛可立癒。在臨床中常與毫針遠端選穴相互配用。

2. 火針療法

【處方】阿是穴為主，配用陽池、陽谿。

【注釋】常規消毒，選用中等粗細火針燒至通紅後快速點刺3～5針，深度根據肌肉的厚度而定，一般深約0.05～0.2寸，注意避開血管神經。

3. 浮針療法

【操作】操作時前臂置於桌面或床面，掌心向上。將針從前臂內側部進針，一般常需3次以上的治療。

浮針療法對本病的治療也十分滿意，是治療本病的一種有效方法。

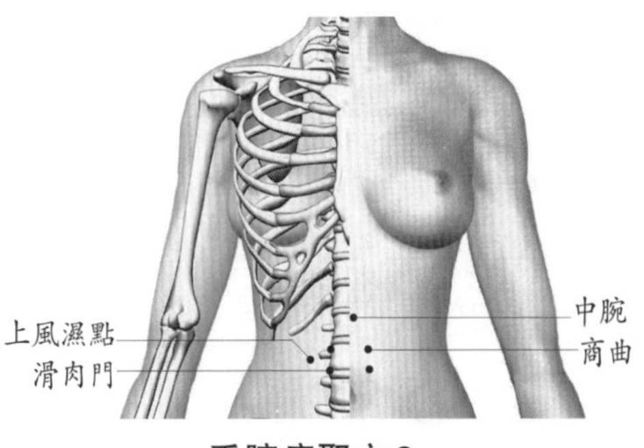

手腕痛取穴3

4. 腹針療法

【處方】中脘、滑肉門（患側）、上風濕點（患側）、商曲（健側）。

【辨證加減】腕部拇指側疼痛加列缺（患側）；腕部關節正中疼痛加外關（患側）。

5. 推拿療法

【常用穴位及部位】風池、風府、風門、肩井、天宗、肩外俞等。

【主要手法】滾法、按法、按法、揉法、搖法、拿法、彈撥法、擦法等。

6. 小針刀療法

【操作療法】在壓痛最明顯處用龍膽紫作標記，常規消毒，於標誌處進針刀，刀口線垂直於腕橫紋，當針刀有堅韌感時即為所剝離處，先行切開剝離，再橫行剝離，針刀再向深部推進，再橫行剝離兩下即可，再用同樣的方法於標記下各0.5～1公分處分別治療1次，手術完畢。創可貼包紮固定，一般1～2次即癒，未癒者10日再用同法治療1次。

小針刀治療適合於腕管綜合徵、狹窄性腱鞘炎、屈指肌腱腱鞘炎。

7. 中藥薰洗法

【方藥】伸筋草、透骨草、紅花、桂枝、川芎、薑黃、當歸各30克。

【用法】煎水薰洗患部，每天早晚各1次，每次20～30分鐘。

五、按語

手腕痛在臨床中十分常見，一般治療難以獲得療效，特別是腕管綜合徵、狹窄性腱鞘炎、屈指肌腱腱鞘炎等，尚無有效的治療方法，針灸物理療法對這類病變的治療滿意，是針灸治療的優勢病種之一。

若是急性外傷損傷，症狀嚴重者，要排除骨折、脫位、肌腱撕裂等情況。在損傷的早期（24小時內），不宜推拿治療，宜冷敷，24小時後給予熱敷。在治療期間要減少腕部的活動，必要時可做「護腕」保護，局部要保暖，避免寒冷刺激及腕部過度用力。

筆者治療本病多是以遠端取穴為主，局部取穴為輔的治療原則（一般先遠端取穴，配以患處的活動，再配用局部穴位），再結合火針或浮針治療。對於怕痛怕針者，以中藥外洗配以適當的按摩治療，均可獲得良好療效。

六、臨床驗案

病例：

李某，女，32歲。因不慎跌倒引起右腕關節腫痛2天。患者傷後曾給予雲南白藥塗擦等方法處理，療效欠佳，故來診。檢查：右腕關節腫脹，輕度瘀血，屈伸活動輕度受限，腕掌橫紋（太淵穴）處壓痛明顯，X光片未見骨折。診斷腕關節扭挫傷。

治療：

（1）**刺血治療：**首先於痛點刺血，加拔罐出血5毫升左右，經刺血治療1次。

（2）**毫針療法：**取左側的太谿穴，用瀉法，針刺得氣後，囑患者逐漸活動其痛處，每隔10分鐘行針1次。30分鐘起針後，疼痛已明顯減輕，並配合浮針治療1次，經刺血治療1次，毫針治療2次，症狀基本消失。

第七節　腱鞘囊腫

一、概 述

腱鞘囊腫是發於關節附近，生長於腱鞘內的囊性腫物。囊壁為緻密堅韌的纖維結締組織，囊內為透明膠狀黏液，含有透明質酸和蛋白質。

最常見於腕關節背部、腕關節橈側，其次發生於掌指關節和組織的背部以及膕窩等部位。本病與外傷勞損有一定的關係，多見於青壯年，以女性居多。本病屬於中醫「筋瘤」、「筋結」、「痰核」的範疇。

二、病因病機

【**病因**】外傷、慢性勞損。

【**病機**】筋脈不和，氣血運行不暢，筋脈瘀滯。

【**病位**】患處經筋。

三、臨床表現

臨床主要表現為腕關節、手指背側或掌面、足及趾的背面、膕窩出現圓形腫塊，突出體表，大小不一，小的如黃豆，大者可如核桃般，表面光滑，邊界清楚，與皮膚無粘連，推之可活動，觸之有囊性感或較硬，壓之可有輕微痛感。除局部症狀外，一般無全身症狀。

四、臨床治療集驗

（一）基本治療

【處方】以遠端取穴為主結合局部取穴為輔的治療原則。

【注釋】本病重在局部用針治療。先在囊腫的中心部直刺一針，再在周圍各刺入一針。針尖均刺向囊正中，以刺破囊壁為度，留針30分鐘。針刺時要用較粗的毫針，出針時儘量搖大針孔。出針後並在囊腫正中加灸。同時在遠端加用豐隆、陽陵泉，在手腕部者加用外關，在足背者加配解谿。

【常規針刺法】以局部腫物周圍加灸，能直接破壞囊腫內容物，灸能溫通經脈，促進局部代謝，軟堅散結。再加用遠端穴位可消除發病之因，用豐隆能化痰除濕，陽陵泉為筋會，刺之能緩急柔筋止痛之功用。

（二）其他治療

1. 火針療法

【操作】常規皮膚消毒，避開血管與肌腱，用粗火針對準囊腫中心先刺一針，要求深達囊腫中心，速進速出，

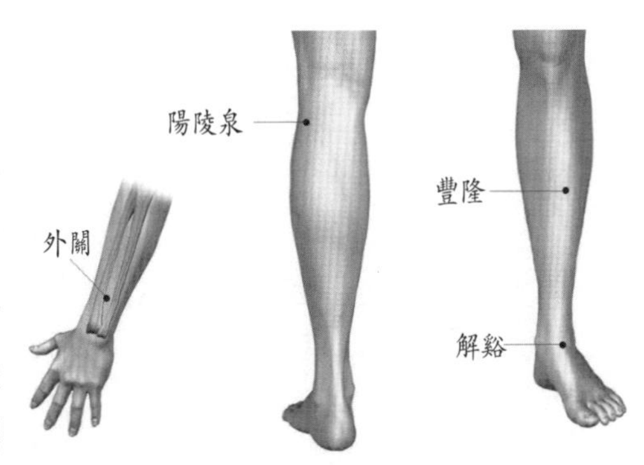

腱鞘囊腫取穴1

後再在囊腫的四周各刺一針。刺後用消毒乾棉球把囊內膠液擠乾淨，或用火罐拔罐5～10分鐘，當拔出黏液後去罐，用消毒乾棉球擦淨黏液，最後用消毒乾棉球加壓包紮膠布固定，3日後取下膠布，每週治療1次，多數在3次內治癒。

【注釋】本療法是集火針、刺血療法相結合所用的一種治療方法，臨床操作簡單，治療時間短，療效快，並且能得以根治，治後不留疤痕，患者痛苦小，費用低。

2. 推拿療法

【操作方法】將患肢正確固定，首先用拇指將囊腫輕輕按揉片刻，再用拇指用力持續按壓，直至擠破囊腫。本法適用於一般囊腫，對於囊腫大而堅硬者，首先將患肢固定，然後用叩診錘用力迅速而準確地向囊腫敲擊，若一次未擊破時，可加擊一二下。

3. 耳穴療法

【處方】腕、神門、腎上腺、皮質下、三焦。

【方法】用王不留行籽貼壓，每日按壓3～4次，以按壓至耳廓發紅為度。

4. 腹針療法

【處方】引氣歸元（中脘、下脘、氣海、關元）、商

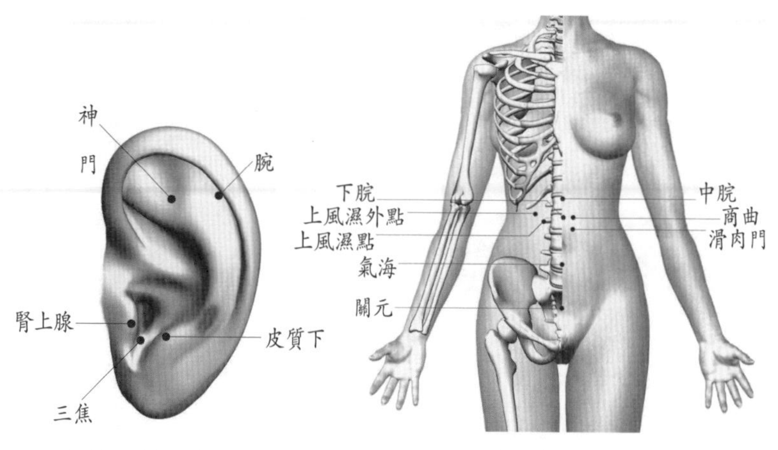

腱鞘囊腫取穴2　　腱鞘囊腫取穴3

曲（健側）、滑肉門（患側）、上風濕點（患側）、上風濕外點（患側）。

【**操作**】每次留針30分鐘，10次1個療程。若腕部拇指側疼痛加列缺；腕部關節正中疼痛加外關。

5. 浮針療法

【**操作**】若在手腕部，將前臂置於桌面，囊腫部朝上。從前臂向腕部進針。若在足腕部，從足背向腕部進針。

五、按語

本病的治療在針灸學中早有記載，《儒門事親》：「以排針十子刺破，按出黃膠膿三兩匙，立平，瘤核更不再。」現代仍以此法常用，多採以局部圍刺法，治療時應注意嚴格消毒，以防感染。

筆者在臨床中多以擠壓或火針為常用，用擠壓法或火針治療易操作，花費少。當治療後最好局部加壓固定，對鞏固療效有很大的作用。在治療期間及癒後短時間內應注意腕部的休息，避免用力，防止復發。若復發後仍可以用相同的方法治療。

六、臨床驗案

病例：

高某，女，39歲。患者因腕手背處有一原形突起3個月來診。其突起如雀卵之大，無疼痛，皮色正常，邊緣清楚，活動度好，質稍硬，壓之有波動感，按壓稍感疼痛。診斷為腱鞘囊腫。

治療：

立刻在患處用力按壓，速使囊腫擠破，1次而癒。

第八節　急性腰扭傷

一、概 述

急性腰扭傷俗稱「閃腰岔氣」，在古代又稱為「梗腰」。本病的發生多因外力作用或腰部用力不協調，腰部肌肉、筋膜、韌帶、椎間小關節、關節囊及椎間盤等軟組織發生肌撕裂、筋膜破裂、肌疝等急性損傷，好發於下腰部位。以青壯年為多見。

若能及時正確的治療，可迅速痊癒。若治療不當或失治，可致損傷加重而轉變成慢性腰痛。針灸治療本病療效確切，若能正確的針刺，1次治療多能立見顯效，或使症狀完全消失，因此針刺療法是急性腰扭傷的首選方法。

二、病因病機

【病因】用力不當、跌仆損傷。

【病機】腰部經絡不通，氣血壅滯。

【病位】腰部經筋。主要與膀胱經、督脈關係密切。

三、臨床表現

腰部急性損傷發病突然，多由於腰部活動時姿勢不正確，用力不當，或用力過度，使肌肉配合不協調，以及跌仆閃挫，使腰部肌肉、韌帶受到突然強烈的牽拉而致損傷。表現為傷後立即出現腰痛，疼痛部位多局限固定，疼痛劇烈，活動不同程度的受限。腰部不能挺直，或不能俯仰及轉側活動。

檢查可見腰肌緊張，並有明顯壓痛點。重者可有腫脹，或能觸及條索硬物。X光檢查無陽性表現。

四、臨床治療集驗

（一）基本治療

1. 當病痛點在足太陽膀胱經時

【處方】崑崙、束骨、委中、養老、後谿、睛明（臨床使用時根據具體情況選用其中一穴即可）。

【注釋】本組穴位的取用顯而易見，崑崙、束骨、委中、睛明均為經絡所行，主治所及之用。養老、後谿乃為同名經所用。

2. 當病痛點在督脈時

【處方】臨床常取用人中、後谿、印堂、腰痛穴（在前額的正中央）（臨床使用時根據具體情況選用其中一穴即可）。

【注釋】這些穴位的臨床所用之理易理解，人中、印堂均為督脈之穴，是治療督脈上疼痛的要穴，在歷代有所用。《玉龍歌》云：「強痛脊背瀉人中，閃挫腰酸亦可攻。」腰痛穴是經驗新穴，其穴也處於督脈上，也是經絡所行之用，臨床運用療效顯著，是平衡針療法所用之穴。後谿穴是八脈交會之用，後谿通督脈，本穴不僅對督脈腰痛有效，對足太陽腰痛也是有效之穴。

3. 當病痛點在距脊柱正中0.5寸時（夾脊穴範圍區）

【處方】常取用手三里、三間治療（任選其一即可）。

【注釋】這是根據經筋理論而用，手陽明經筋「繞肩胛，挾脊」。在此處所傷乃為手陽明之經筋病。《針灸甲乙經》云：「腰痛不得臥，手三里主之。」三間乃為本經之輸穴，「輸主體重節痛」。

4. 當病痛點距督脈3寸以外時

【處方】最常取用太衝用之。

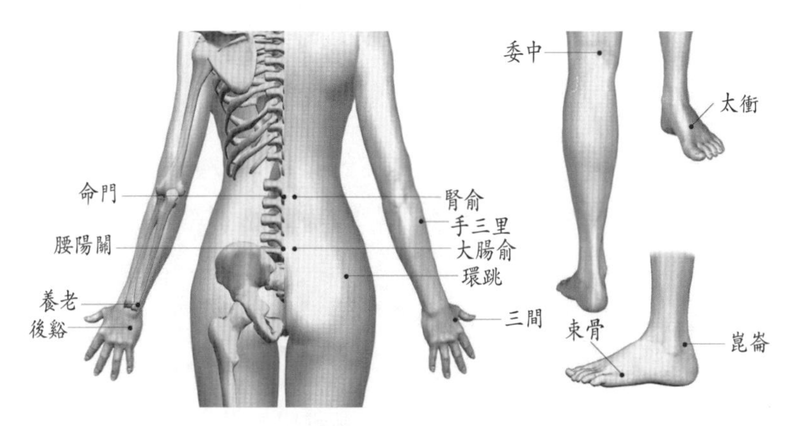

急性腰扭傷取穴1

【注釋】取太衝穴所用有多個方面的作用原理。肝主筋，扭傷則為筋病；在肝經經脈病候中言「是動病，腰痛不可俯仰」；從全息理論看，太衝穴位置正與腰相對應。從以上幾個方面來看，選用太衝穴合情合理，臨床實用療效甚佳。也可以取用行間、蠡溝等穴。

（二）其他治療

1. 刺血療法

【處方】常取用委中、阿是穴、齦交穴。

【注釋】急性腰扭傷刺血療效甚佳，許多患者僅用刺血治療即可明顯緩解或消除症狀，筆者在臨床中僅以刺血療法治癒了數例急性腰扭傷患者。

在患側的委中周圍瘀絡點刺，用一次性無菌注射針頭快速點刺瘀絡，然後加拔火罐，一般留罐5～10分鐘。然後再在最痛點的周圍點刺1～3下，加拔火罐，留罐10～15分鐘。

委中在古代被稱為「血郄」，最適合刺絡，《四總穴》中言「腰背委中求」。《肘後歌》中云：「跌仆損傷破傷風，先於痛處下針攻。」委中舒經絡之瘀，阿是穴可除病處之瘀，

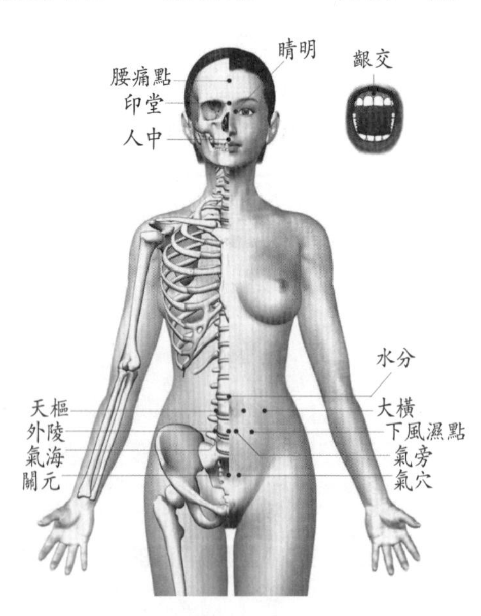

急性腰扭傷取穴2

由此所用，使瘀去經脈通。

齦交穴屬督脈之穴，是督脈最後一個穴位，下與任脈相通，為兩經交接之處，位居樞紐，經脈氣血最易在此處受阻，瘀而不通，聚而成結，所以在此處易生贅生物。《內經》中言「菀陳則除之」。用無菌手術刀片挑治齦交穴，以疏通經氣，祛瘀生新，而達通經絡之效。齦交穴適宜於病在督脈，並有反應點（有結節反應物）者。當挑斷或脫離齦交線，用消毒棉球按壓即可。

2. 浮針療法

【操作】多在扭傷的同側橫刺，進針點選擇在痛點外或內側，在不影響腰部活動的情況下，可從上向下進針；若兩側均有痛點，兩側同時分別治療；棘上或棘間壓痛，脊柱兩側均可進針，一般選擇引起腰痛的一側；當痛點較多時，應先治療最痛點，經治療後，若還有壓痛點，可繼續逐點治療。

【注釋】浮針治療本病療效滿意，如果正確的操作，多數能夠立見奇效。

3. 腹針療法

【處方】水分、氣海、關元、天樞（雙側）、大橫（患側）、外陵（患側）、下風濕點（患側）、氣穴（健側）、氣旁（健側）。每日1次，每次留針30分鐘。

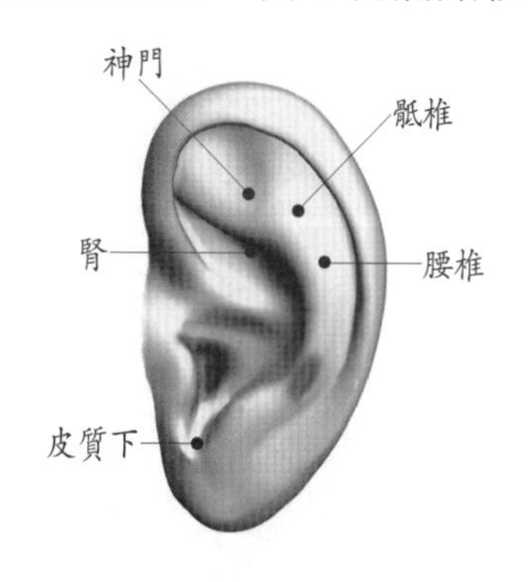

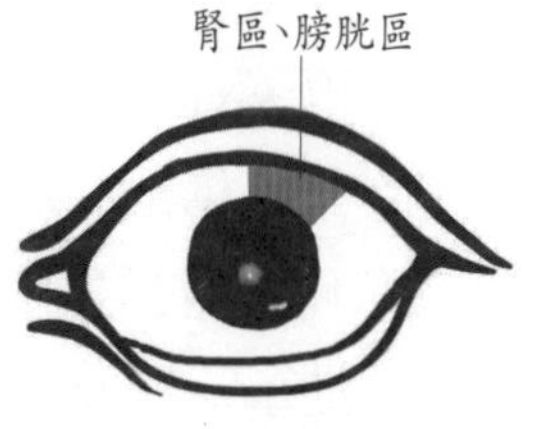

急性腰扭傷取穴3

4. 耳針療法

【處方】腰痛點、腰椎、骶椎、神門、皮質下。毫針刺法或壓籽法。

5. 推拿療法

【常用穴位及部位】腎俞、命門、腰陽關、大腸俞、環跳、委中以及腰臀部等。

【主要手法】滾法、按法、揉法、點壓法、彈撥法、擦法等。

6. 眼針療法

【處方】膀胱區、腎區。

【配穴】伴下肢牽涉痛者加下焦區。

7. 天灸療法

【操作方法】取相應的藥物，在腎俞、大腸俞、腰陽關、委中貼敷，根據所用的藥物決定貼敷時間。

五、按語

針灸治療急性腰扭傷是一種非常有效的方法。在治療時若能正確的辨證、合理的組方、手法得當，一般1次即可見到顯效，甚或能使臨床症狀完全消失。筆者治療本病主要以毫針療法結合刺血拔罐法為主法。

當扭傷後的早期（在傷後24小時）不可熱敷，此時可以適當冷敷，當24小時後可予以熱敷，以助消散。受傷後要適當限制扭傷部位的活動，避免加重損傷，治療恢復的早期（前1週）注意減少腰部的負重和腰部劇烈運動。

若用推拿治療時，應注意操作方法，特別是扭傷的早期，局部充血水腫明顯，若在局部過度的用力推拿，則可加重局部的水腫充血現象，因此一定要掌握好操作力度，以免加重損傷。在治療時還應注意腰部其他病變而引發的急性腰扭傷，如脊椎結核、腫瘤等病變，在治療時要注意鑒別，特別在行推拿治療時，更加注意，以防發生意外。

針灸療法施術安全，痛苦輕微，為有益無害的一種有效療法，治療本病既見效快又取穴少。但是在治療時必須運用中醫辨證論治的法則，才能獲得預期的效果。透過長期大量的治療病案來看，用針灸治療本病值得大力提倡和推廣。

六、臨床驗案

病例1：

史某，女，41歲。在晨起搬動花盆時不慎扭傷腰部，即感腰部疼痛，下午疼痛更加嚴重，感覺腰痛不能活動，彎腰不能，上床困難，十分痛苦。檢查：於第3、4腰棘突右旁開2寸左右壓痛明顯，直腿抬高試驗60度，「4」字徵（-）。舌黯紅，苔薄黃，脈弦。

【**診斷**】急性腰扭傷。

治療：

（1）**刺血治療：**首先在委中、阿是穴行刺血療法，並加拔火罐5～10分鐘。起罐後疼痛即有所緩解。刺血治療1次。

（2）**毫針治療：**再針後谿、崑崙，當針刺得氣後囑患者逐漸活動患處，當針刺3分鐘左右，疼痛又有所好轉，留針20分鐘，起針後疼痛已明顯緩解。第2日複診時症狀已較輕微，再繼續按上方治療1次，症狀已基本消失。

病例2：

耿某，男，36歲。患者在工地勞動時不慎扭傷腰部，致腰痛難忍。查體：腰部活動明顯受限，不能直伸，尤其不能前俯後仰，第2～第4腰椎兩側明顯壓痛，以右側為重。舌質淡，苔薄白，脈沉細。診為急性腰扭傷。

治療：

先取腎俞、氣海俞，輕刺不留針。後針刺水溝、後谿，行強刺激手法，針刺得氣後一邊行針，一邊讓患者活動腰部，症狀緩解後留針20分鐘。共治療2次而癒。

第九節　腰　痛

一、概 述

腰痛又稱「腰脊痛」，是以自覺腰部疼痛為主症的病症。許多病因能引起腰痛，病因非常複雜，常見於西醫學中的脊柱關節病變：如風濕性脊椎炎、風濕性骶髂關節炎、增生性脊椎炎；脊椎附近的肌肉、肌腱、筋膜疾患：如腰肌纖維肌炎、腰部軟組織損傷、肌肉風濕等。

中醫學認為本病的發生主要與感受外邪、跌仆損傷和勞欲過度等因素有關。針灸治療本病有較好的療效，但主要針對寒濕勞損、腎虛腰痛類疾患，相當於現代醫學中的腰扭傷、腰肌勞損等疾病。

二、病因病機

【**病因**】外邪侵襲，跌仆損傷、勞慾太過。

【病機】經絡痹阻，氣血不暢；腎精虧虛，腰府失養。

【病位】腰部。與腎、足太陽、督脈關係密切。

三、臨床表現

本病主要表現為腰部程度不等、性質不同的疼痛，因病因複雜多樣，臨床具體表現不同。脊柱病變引起的腰痛，主要以腰骶部位為重，有時可向下放射，彎腰等活動受限明顯；腰肌勞損多為持續性酸痛；腰肌纖維肌炎多為休息後緩解，再休息加重，活動減輕，勞累後又加重的變化。

若以疼痛部位來看，疼痛在腰肌正中為督脈病症；疼痛部位在腰肌兩側，則為足太陽經病症。

臨床常結合相關的實驗室檢查及放射性檢查，可做X光、CT、MRI、抗O、血沉及婦科相關檢查，有助於本病的診斷。

四、臨床治療集驗

（一）基本治療

【處方】委中、腎俞、大腸俞、阿是穴。

【配穴】寒濕腰痛配腰陽關、陰陵泉；瘀血腰痛配膈俞、次髎；腎虛腰痛配復溜、太谿；病在督脈配人中、後谿；病在足太陽配束骨、崑崙；腰椎病變配腰夾脊。

【注釋】委中是足太陽經兩分支在膕窩的會合點，「腰背委中求」，可疏調腰背部經脈之氣血，活絡止痛；腰為腎之府，取腎俞可壯腰益腎，祛除寒濕；大腸俞、阿是穴可疏通局部經絡及經筋之氣血，通經止痛。

諸穴均常規刺，寒濕腰痛和瘀血腰痛可於局部拔罐或

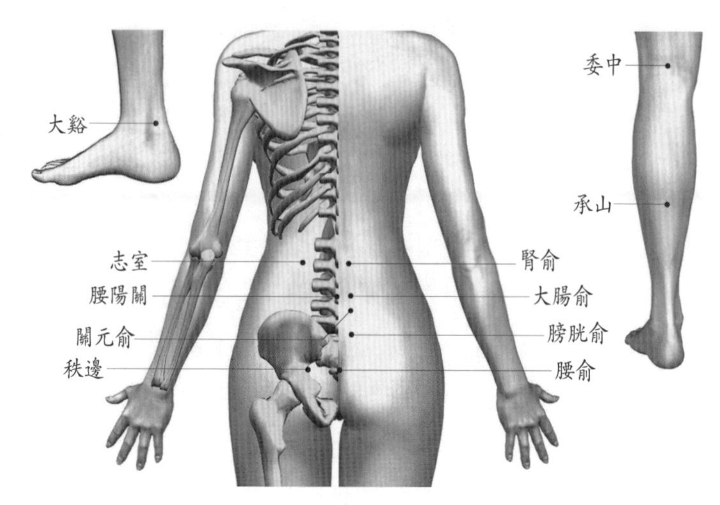

腰痛取穴1

刺絡拔罐，腎虛腰痛可在腎俞加用灸法。

（二）其他療法

1. 刺血療法

【處方】委中、腰俞、腰陽關、阿是穴。

【注釋】委中穴周圍找瘀絡點刺放血，阿是穴為腰部最痛點，與腰俞、腰陽關一起運用，點刺放血後加拔火罐10～15分鐘。隔日1次，出血量根據年齡、體質、病情的輕重決定，5次為1個療程。

2. 火針療法

【處方】腎俞、委中、阿是穴。

【配穴】寒濕腰痛配腰陽關、三焦俞；瘀血腰痛配膈俞、血海；腎虛腰痛配命門、關元俞。

【注釋】選用中粗火針，根據針刺部位決定針刺深度。急性疼痛隔日1次，慢性疼痛每3～5日治療1次。阿是穴、委中可同時點刺出血。

3. 耳針療法

【處方】患側的腰骶椎、腎、神門。

【注釋】取患側耳穴，毫針刺並用運動針法；或用揿針埋藏，或用王不留行籽貼壓。

4. 腹針療法

【處方】引氣歸元（中脘、下脘、關元、氣海）、氣旁、水分、水道、歸來。

【用法】每日治療1次，每次留針30分鐘，10次為1個療程。

5. 推拿療法

【處方】腎俞、腰陽關、大腸俞、關元俞、膀胱俞、秩邊、委中、承山以及腰臀部。

6. 浮針療法

【操作方法】常從痛點上或左、右進針，多選擇脊柱同側，痛點較多時可逐個治療。

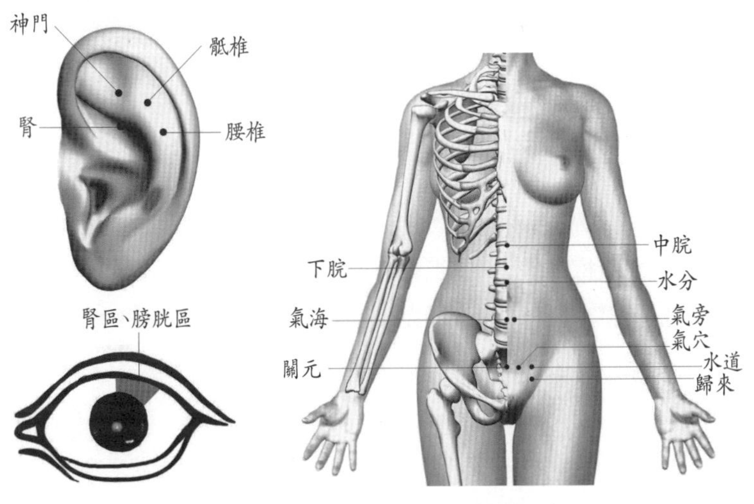

腰痛取穴2

腰痛取穴3

【注釋】浮針對本病療效滿意，有些患者則有針入痛消之效，有明顯壓痛點者療效佳，無明確壓痛點時療效稍差。

7. 皮膚針療法

【操作方法】選擇腰部疼痛部位，用梅花針扣刺出血，並加拔火罐。最適用於寒濕腰痛和瘀血腰痛。

8. 電針療法

【操作方法】按針灸處方取穴，在針刺得氣後的基礎上接電針儀，用連續波中強度刺激20～30分鐘。

9. 眼針療法

【處方】膀胱區、腎區。

【配穴】濕困者加脾區，氣滯血瘀加肝區。

10. 埋線療法

【處方】

（1）**局部取穴：**患側的腰夾脊穴（第3腰椎至第5腰椎），腎俞、大腸俞、阿是點。

（2）**遠端取穴：**委中、承筋、承山、太谿。

五、按語

針灸治療腰痛的療效與引起腰痛的原因密切相關，病因不同，療效差異極大。肌肉風濕和腰肌勞損療效最好；腰椎病變和椎間盤突出引起的腰痛，能夠明顯的緩解或有效的消除症狀；韌帶撕裂引起者療效不佳；對盆腔疾患、腎臟疾患、脊柱結核、腫瘤及內臟引起的腰痛要以治療原發病為主。

對於頑固性的腰痛多幾種方法並用，尤其是刺血療法、毫針療法、火針療法、推拿療法、浮針療法用之較多，聯合運用可明顯提高臨床治療效果。

發生腰痛後，積極查找病痛之根源，針對發病之因對症治療。當發生病變後，在日常生活和工作中，注意姿勢正確，盡可能變換體位，勿使過度疲勞，宜睡硬板床。對於腰椎間盤突出引起的腰痛可配用寬腰帶，對於寒濕腰痛可加用熱敷、薰洗等治療。

平時宜加強腰背肌肉鍛鍊，注意局部保暖，防潮防寒，避免勞欲太過，節制房事。

針灸治療綠色環保，適應證廣、療效高、作用快等優勢，是目前治療本病行之有效的方法，可作為首選治療，值得臨床推廣運用。

六、臨床驗案

病例：

劉某，女，53歲，腰痛反覆發作4年餘。患者因勞累後出現腰痛，經休息後不能緩解，故到某院就診，行CT檢查，診斷為腰椎退行性變，經治療始終未癒，反反覆覆發作，時輕時重，陰雨天時症狀明顯加重。檢查：第4腰椎、第5腰椎壓痛明顯，直腿抬高試驗陽性。舌淡，苔白，脈細。診斷：腰痛（腰椎退行性病變）。

治療：

（1）刺血治療

【處方】委中、阿是穴。

經點刺出血後加拔火罐，每3日治療1次，共治療3次。

（2）火針治療

【處方】腎俞、大腸俞、志室、第2腰椎至第5腰椎的夾脊。每隔2日治療1次，共治療5次。

（3）腹針療法

【處方】引氣歸元（中脘、下脘、關元、氣海）、水分、水道。

每日治療1次，每次留針30分鐘。共治療10次。

用以上幾種方法治療症狀消失，經隨訪1年，未再有明顯腰痛症狀。

第十節　强直性脊柱炎

一、概 述

本病因脊柱受累而變為強直、畸形，故稱為強直性脊柱炎，在過去又被稱為類風濕性脊柱炎。本病是一種血清反應陰性，病因不明的關節病變。多發於男性，男女發病率之比為8：1，以15～35歲為主要高發年齡。

最早發病部位在骶髂關節，由此而上髖關節、椎間關節、胸椎關節、頸椎關節，由下向上逐漸侵犯性發展，以脊柱受累最為嚴重。輕者表現為脊柱疼痛，活動受限，嚴重者可失去活動能力。

本病屬於中醫「骨痹」之範疇。目前尚無特效療法治療本病，針灸可緩解疼痛，減輕炎症和僵硬，防止畸形的發生或減緩畸形的發展。在臨床治療時多幾種方法相互並用，可有效地提高治療效果。

二、病因病機

【病因】素體虛弱，風寒濕邪侵襲，勞損過度。

【病機】經絡、筋骨、關節痹阻不通或失養。

【病位】腰背骨節。主要與督脈有關。

三、臨床表現

本病多發於15～35歲男性。主要表現為脊柱疼痛，活動受限，逐漸發展脊柱可發生後凸畸形，失去活動能力。病程較為緩慢，發作與緩解交替進行。

初期症狀輕微，往往易被忽視。疾病主要部位在脊柱，自骶髂關節由下而上出現腰椎、胸椎和頸椎症狀，病初患者偶有腰背部、骶部和臀部疼痛、發僵。經過數月或數年發展，可出現持續性腰、胸或頸部疼痛，常在半夜痛醒並有翻身困難。隨著病情的發展，胸椎關節則會累及，出現呼吸不暢或束帶狀胸痛，病變波及頸椎則頸部活動受限，最後整個脊柱都可能僵直，有的合併嚴重的駝背畸形，出現相應症狀表現。

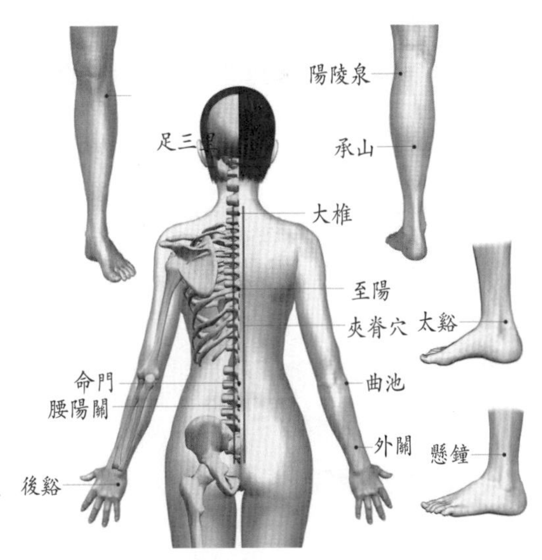

強直性脊柱炎取穴1

X光片可見關

節面模糊不清，關節附近骨質疏鬆，前後縱韌帶及其他脊間韌帶出現鈣化或骨化，使脊柱呈「竹節樣」改變。

血液檢查，血沉可增快，抗「O」部分升高，類風濕因子實驗多為陰性，可見白細胞增多。

四、臨床治療集驗

（一）基本治療

【處方】病變部位夾脊穴、大椎、至陽、命門、腰陽關、足三里、後谿、人中。

【配穴】寒濕痺痛配陰陵泉、風府；濕熱痺痛配曲池、陽陵泉、豐隆；腎氣虧虛配太谿、腎俞、關元俞。

【注釋】根據疾病發展階段選擇相應的夾脊穴，夾脊穴緊靠腰椎，是治療椎關節病變有效而安全的穴位，具有通絡止痛的功效。

大椎、至陽、命門、腰陽關均為督脈之穴，督脈為陽脈之海，總督諸陽經，用之有通督散寒、祛瘀止痛功效，本病位主要在督脈，故取以上諸穴用之。

足三里以調後天氣血生化之源，有扶正祛邪之功。人中是督脈之穴，歷代調節督脈病變要穴，《通玄指要賦》中言「人中除脊膂之強痛」。《玉龍歌》說「脊背強痛瀉人中」。臨床所言不虛。後谿是八脈交會穴之一，能疏調督脈經絡氣血，舒筋通絡止痛。

（二）其他療法

1. 刺血療法

【處方】大椎至長強，夾脊穴連線，阿是穴。

【方法】大椎至長強和夾脊穴連線用梅花針叩刺，先叩刺督脈，再叩刺兩側華佗夾脊線，各線均由上至下，中等刺激強度，使全線均勻潮紅。阿是穴為疼痛最明顯的部位，每次選3～6穴，用一次性刺血針頭點刺出血，加拔火罐，留罐10～20分鐘，每週2～3次，10次為1個療程。

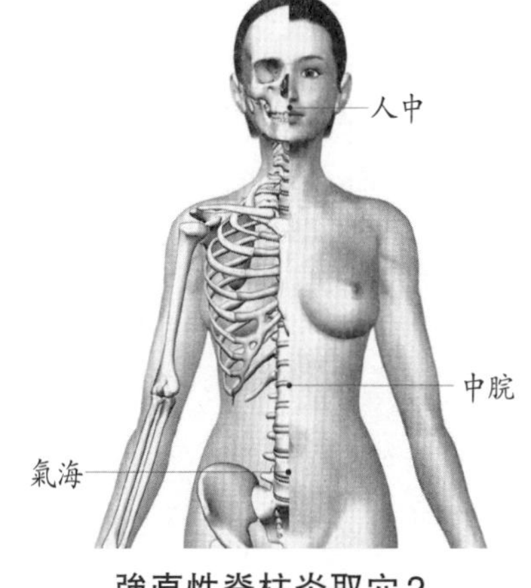

強直性脊柱炎取穴2

2. 火針療法

【處方】大椎、至陽、命門、腰陽關、阿是穴。

【方法】穴位常規消毒，選擇細火針自上而下點刺，每穴點刺1～3下，常規刺法，每3日1次，10次為1個療程。

3. 小針刀療法

【操作方法】患者俯臥位，在畸形的最高點脊柱頂線旁開1.5公分，亦即兩個椎體上下橫突之間，選兩個進針刀點紫藥水做標記，常規消毒，鋪洞巾，小針刀先和人體縱軸平行進針，深度達橫突表面時，調轉刀鋒，使刀口線與橫突平行，約和脊柱下段呈75°角切開橫突間肌和橫突間韌帶，操作時密切觀察病人的感覺，如是酸脹感為正常，若有麻木觸電感為異常，立即移動刀鋒1～2毫米繼續手術，直至針刀下有切開鬆動感時出針。壓迫針孔片刻不出血為止。創可貼封閉刀口。根據治療情況可隔2～3天再行第2次。

4. 長蛇灸療法

【處方】大椎至腰俞。

【方法】可用特殊藥物（一般多常用麝香粉、斑蝥粉、丁香粉、肉桂粉等藥物按一定比例搭配），用大蒜或鮮老薑，搗爛如泥，備用。

操作時，塗上蒜汁，再在督脈正中線撒上適量的藥粉，粉上再鋪上蒜泥或薑泥，其上鋪適量的艾絨。然後，點燃艾絨頭、身、尾3點，讓其自然燒灼。燃盡後，再鋪上艾絨複灸。灸畢，去掉所灸物。

【注釋】長蛇灸又稱鋪灸、蒜泥鋪灸，是民間的一種特殊灸療方法。取穴多用大椎至腰俞間督脈段，是灸療中施灸範圍最大、一次灸療時間最長的灸法。當灸後皮膚可出現深色潮紅，讓其自然出水疱，至第三日後，用消毒針具處理，覆蓋一層消毒紗布。隔日1次消毒處理，直至結痂脫落癒合。灸後注意避風寒、禁食生冷辛辣、肥甘厚味。一般1個月治療1次。

5. 浮針療法

【方法】患者俯臥位，從脊柱一側或兩側向脊柱方向平刺，常需多針同時針刺，一般需多次反覆治療。

本療法對即時止痛效果滿意，對遠期療效欠佳，對畸形無改善。

6. 中藥外敷療法

【方藥】艾葉200克，蒼朮、桑寄生、白芍、透骨草、威靈仙、狗脊各100克。

【加減】寒濕痹痛加川烏、草烏、海桐皮、海風藤各50克；濕熱痹加忍冬藤、絡石藤、黃柏各100克。

【用法】將上藥打碎成粗末，裝入布袋中，加入適量水文火煎煮30分鐘，趁熱將藥袋敷於患處，每處敷藥20～

30分鐘，每日1次，根據季節，每劑藥可用2～4天。

五、按 語

強直性脊柱炎是一種慢性炎性疾病，病程漫長，反覆發作，致殘率高，給患者身心造成了極大的痛苦。目前對本病的治療尚缺乏根治方法，臨床常需要多種方法相互並用。以上方法的治療能有效地控制炎症，減輕或有效的緩解症狀，維持正常姿勢和防止畸形的發生。

本病治療越早效果越好，早期發現早期正確的治療，可有效地控制或延緩病情發展。若病程長，疼痛消失，脊柱完全強直，畸形明顯，用上述方法效不佳。

由於本病病程漫長，患者易失去治療信心，所以與患者積極溝通，取得患者的信任與配合非常重要。讓患者保持樂觀的心態，消除緊張、抑鬱、和恐懼消極的心裡。戒菸酒，按時作息，堅持適當的功能鍛鍊，增強體質，防止畸形。

六、臨床驗案

病例：

楊某，男，28歲。患者腰骶部疼痛、僵硬、活動受限2年餘，症狀時輕時重，曾多次治療，療效不顯，後在某省級醫院確診為強直性脊柱炎。X光片示：脊柱呈「竹節」樣改變。實驗室檢查：血沉85毫米／小時，抗「O」滴數不變，類風濕因數陰性。診斷為：強直性脊柱炎。

治療：

（1）**長蛇灸療法：**每1個月治療1次，共治療3次。

（2）火針治療：

【處方】大椎、至陽、腰陽關病變部位夾脊。每3～5日治療1次。共治療15次。

（3）毫針治療

【處方】中脘（加灸）、氣海（加灸）人中、後谿、太谿、足三里、陽陵泉、曲池、外關、懸鐘。隔日治療1次。共治療25次。

以上述治療方案進行綜合處理，症狀消失，經隨訪3年，無其他不適，正常生活工作。

第十一節　尾骶痛

一、概　述

尾骶部是指上接腰部，下聯臀部的部位。尾骶痛是指尾骶部位因某種原因引起尾骶部位的疼痛，發病原因主要有外傷、骶椎發育異常、感染、腰骶關節疾患等眾多因素。臨床上常見的尾骶痛的疾病有骶髂關節的扭傷、腰骶椎先天性變異、腰骶部強直性脊柱炎、骶髂關節炎、尾椎部急慢性軟組織損傷等。

尾骶痛在臨床中並不少見，但缺乏有效的治療手段，針灸是較為理想的選擇，在臨證時，應據患者的具體病情，選擇合適的治療方法。

二、病因病機

【病因】跌仆損傷、外邪侵襲、勞損。

【病機】經絡痹阻，氣血不暢。

【病位】腰骶部筋骨。主要病變在督脈和足太陽經脈。

三、臨床表現

本病主要症狀表現為骶尾部不同程度的疼痛，可有劇痛、鈍痛或持續性疼痛，有時也可向腰部、臀部、骶骨部，甚至沿大腿後部放射。嚴重者尾部疼痛不敢端坐，或在大便時尾部疼痛症狀加重。

有時需行X光片、CT等相關檢查來明確診斷，所以在臨症時要根據患者的具體病史、疼痛特點及相關的檢查來確診。

四、臨床治療集驗

（一）基本治療

1. 遠端選穴

【處方】崑崙、魚際、心門、肺心。

【注釋】以上四穴均遠離病患處，是遠端選穴之用，臨床治療時可據患者的具體病情選擇合適的穴位。

崑崙治療尾骶部痛有確實的臨床療效，筆者用本穴曾治療多例相關病案，療效滿意。主要原理是經絡所行主治所及的之病，無論經脈循行、經筋循行、經別循行均與之相關。在經脈循行中言「從膕中，下挾脊、貫臀，入膕中」。魚際穴治療尾骶痛歷代針灸文獻資料中有相關記載，《針灸甲乙經》、《針灸大成》、《銅人腧穴針灸圖經》等均有所用。

心門、肺心是董氏穴位，心門穴在尺骨鷹嘴突起之上

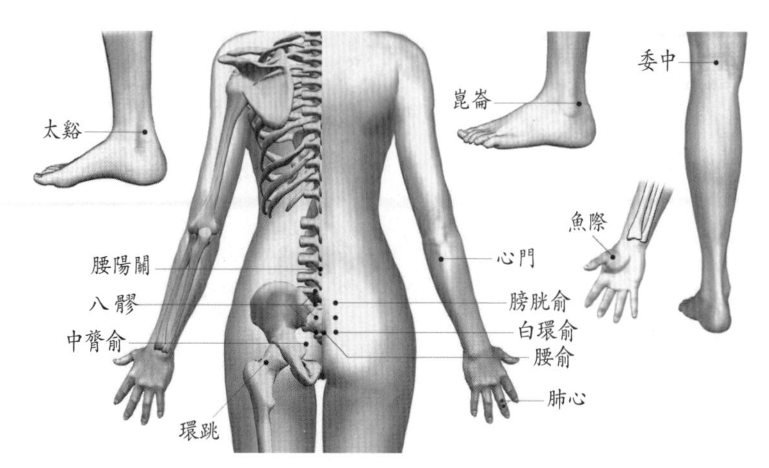

尾骶痛取穴1

端，本穴適宜於疼痛部位在尾骶尖端部位處者，當疼痛在尾骶尖端以上部位時，取用肺心穴療效好，肺心穴處於中指背第二節中線上。

2. 局部選穴

【處方】阿是穴。

【注釋】當痛點較為局限，多為經筋病，宜在患處痛點針刺治療。部分患者有非常局限的壓痛點，此時最適合局部用穴，可行局部刺血、火針、灸法及圍刺等治療方法，療效顯著。

（二）其他療法

1. 刺血療法

【處方】委中、腰俞、阿是穴。

【注釋】委中以瘀絡刺血為主，腰俞、阿是穴刺血加拔火罐5～10分鐘。腰俞為督脈之穴，其穴位於腰骶部，用之能調理督脈之陽氣，又能疏通局部氣血。委中為足太陽膀胱經之合穴，是治療腰背痛之常用穴，《四總穴》中言「腰背委中求」。臨床可據患者具體病情選用，多與其他方法合用。

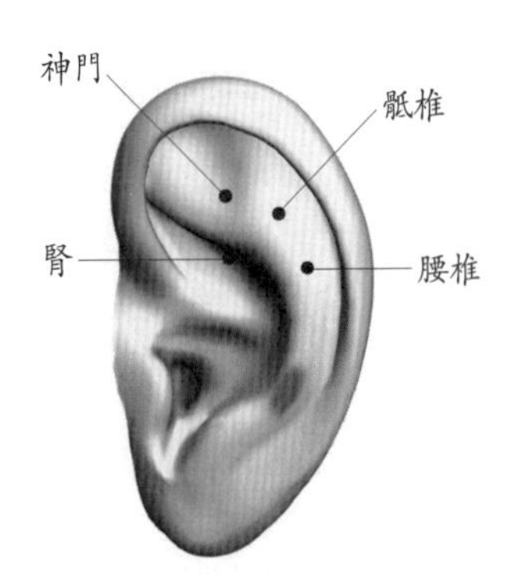

尾骶痛取穴2

2. 火針療法

【處方】阿是穴。

【注釋】以中粗火針速刺法，點刺不留針，深度一般在0.3～0.5寸。用火針在阿是穴點刺，則能溫煦腰部，通經散寒，舒筋活絡。

3. 耳針療法

【處方】患側的腰椎、骶椎、腎、神門等穴。

【操作】穴位常規消毒，以毫針對準穴位快速刺入，深度1分左右，約至軟骨組織，以不刺透對側皮膚為度，撚轉數秒鐘後，留針20～30分鐘，每日或隔日治療1次。

4. 浮針療法

【操作方法】多從腰骶部向尾骨部進針；如骶尾部腫脹、瘀血明顯，最好從臀部向尾骨部進針（從臀部進針時因臀部與尾骨皮膚移行，形成皺褶，影響療效，所以一般不選用，當尾骶部腫脹、瘀血難以進針可選擇臀部進針）。

5. 推拿療法

【處方】腰陽關、腰俞、八髎、膀胱俞、中膂俞、白環俞、環跳、委中以及腰臀和下肢後外側。

五、按語

尾骶痛是多種疾病的一個症狀表現，可見於許多疾病中，如腰骶椎先天性變異、腰骶部強直性脊柱炎、骶髂關節扭傷、骶髂關節炎、尾椎退行性變、盆腔炎症及腫瘤等疾病。故在臨症治療時應當明確診斷疾病，對於盆腔炎症、腫瘤等引起者及馬尾綜合徵等病需治療原發病，否則療效欠佳。

多數尾骶痛患者來診時病程已較長，一般多是運用了其他治療方法無效後選擇針灸治療，若能診斷明確，針灸療效理想。在針刺治療時若配合相關療法，可有效地提高治療效果。

六、臨床驗案

病例：

謝某，女，28歲。患者腰骶部酸痛3個月餘。患者產後1週漸出現腰骶部酸痛，症狀逐漸加重，曾用按摩、熱敷、膏藥等方法治療，效不顯。於某院CT檢查，結果示：骶1隱性脊柱裂。

現感腰骶部酸痛，尤以起坐時明顯，或久坐後症狀更為突出，難以順利站起。查體：脊柱無側彎，腰椎生理曲度存在，腰5～骶1之間壓痛明顯，直腿抬高試驗陰性。診斷：隱性脊柱裂。

治療：

（1）毫針療法

【**處方**】崑崙、心門穴、太谿。

針刺得氣後讓患者逐漸活動患處，每日1次，共治療7次。

（2）浮針療法：從左側向腰5～骶1間壓痛點橫刺，針後壓痛消失，腰部活動好轉。共治療2次。

經用上方案處理，浮針治療2次，毫針治療7次而癒。隨訪3個月正常。

第十二節　坐骨神經痛

一、概 述

坐骨神經係由腰4～骶3神經幹所組成，是全身最大、最長的一條神經，它從梨狀肌下孔出骨盆，至臀大肌深面，在坐骨結節和股骨大轉子之間下行至大腿後面，沿途分支到大腿後肌群。沿坐骨神經通路及其分佈區內的疼痛稱為坐骨神經痛，是臨床常見的一個綜合徵。

引起坐骨神經痛的發病原因很多，根據病因不同可分為原發性和繼發性兩大類，前者即坐骨神經炎，是由機體其他部位的感染累及坐骨神經而致，發病較少；後者是由坐骨神經的臨近組織病變影響而引起，臨床甚為常見，這一類病變通常又分為根性坐骨神經痛和幹性坐骨神經痛兩種，以根性坐骨神經痛多見。

坐骨神經痛屬中醫學「坐臀風」、「腿股風」、「腰腿痛」、「痹證」等範疇。本病治療方法甚多，但較為滿意的療法不多，是針灸療法的適應證，針灸治療效果良好，只要辨證準，組方精，取穴對，手法得當，治療及時，一般皆可獲良效。

二、病因病機

【病因】感受風寒濕邪或濕熱下注，跌仆閃挫。

【病機】經絡不通，氣血瘀滯。

【病位】下肢筋脈。主要在足太陽、足少陽經。

三、臨床表現

本病以腰部或臀部、大腿後側、小腿後外側及足外側出現放射性、電擊樣、燒灼樣疼痛為主症。通常分為根性坐骨神經痛和幹性坐骨神經痛兩種，臨床以根性坐骨神經痛多見。

根性坐骨神經痛的病位在椎管內脊神經根處，常繼發於腰椎管的狹窄、腰椎間盤突出症、脊柱炎、脊柱裂（結核）等。

幹性坐骨神經痛的病變部位在椎管外沿坐骨神經分佈區，常見於髖關節炎、骶髂關節炎、臀部損傷、盆腔炎及腫物、梨狀肌綜合徵等病。

針灸分型主要根據疼痛放射線，沿下肢大腿及小腿後緣疼痛一直放射到足踝、足背、足趾，是足太陽經型。這一型多為幹性坐骨神經痛，針灸療效多較滿意。沿大腿後緣以及小腿的外側疼痛一直放射到足踝、足背、足趾，為足少陽經型，這一型多為根性坐骨神經痛，針灸治療多較緩慢，療效不如幹性神經痛。

坐骨神經痛診斷不難，治療時最好查明原因，才能有針對性的治療，如因腫瘤、結核等引起者應治療原發病，避免誤診誤治。必要時可做X光片、超音波、CT、MRI、脊髓造影等檢查。

四、臨床治療集驗

(一)基本治療

1. 根據病性取穴

(1)氣血不足型坐骨神經痛

【處方】靈骨、大白加相應的牽引針。

【注釋】靈骨、大白是董氏穴位，一般兩穴合用成為倒馬針法。其功效主要是溫陽補氣的作用，凡是氣血虛弱患者均可取用，主治範圍甚廣，縱橫三焦，氣通五臟，為董氏奇穴第一大穴組。所以當氣血不足型坐骨神經痛，首選本穴組，是有效的對症治療。然後再加用患側的牽引穴，牽引穴所常用的是患病之經脈的輸穴。若病在足太陽經時常取用本經脈的輸穴束骨為牽引針；當病在足少陽膽經時常取用的是本經輸穴足臨泣為牽引針。

【操作方法】靈骨、大白取用健側穴位，稱為治療針，靈骨要深刺，一般要透達重仙穴，大白針刺0.5寸左右。牽引針取用的是患側穴位，常規刺。先針刺健側的治療針，當針刺得氣後囑患者配合活動患肢，再加刺牽引針，得氣後，同時行針以牽引其氣。

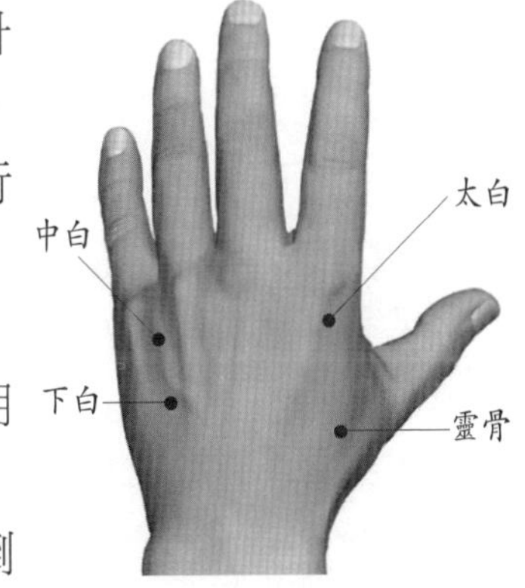

坐骨神經痛取穴1

(2)太陽經型坐骨神經痛

【處方】後谿、腕骨，配用束骨。

後谿、腕骨一起運用也是倒馬針法，運用原理是同名經同氣相求之用。兩穴處於太陽經循行線上，其病在足太陽，根據下病上取之。這一型病變也可取用董氏奇穴的花骨三和花骨四穴。

【操作方法】後谿、腕骨為治療針，取用的是健側穴位，束骨取用的是患側穴位，為牽引針，具體運用同上。

(3) 少陽經型坐骨神經痛

【處方】支溝、外關配用足臨泣。

【注釋】支溝、外關均為手少陽三焦經之穴，兩穴一起用也是倒馬針法的運用。取用原理也是根據同名經同氣相求之用，取用足臨泣也是牽引針。本型病變的治療針也可也取用董氏奇穴的中白、下白。

【操作方法】支溝、外關取用的是健側穴位，為治療針，足臨泣為牽引針，取用的是患側穴位，運用方法同上。

【配穴】因腰椎病變所引發的坐骨神經痛可加配上三黃、腰夾脊；若伴有腰骶部疼痛配用大腸俞、腎俞、腰陽關；氣滯血瘀者配膈俞、血海；氣血不足者配足三里、氣海；病在少陽、太陽兩經者配環跳、秩邊。

2. 循經取穴

【處方】

足太陽經型：環跳、陽陵泉、秩邊、承扶、殷門、委中、承山、崑崙、束骨。

足少陽經型：環跳、陽陵泉、風市、膝陽關、陽輔、懸鐘、足臨泣。

【注釋】坐骨神經痛有沿足太陽經、足少陽經放射疼痛兩種情況，故循經取足太陽經穴和足少陽經穴以疏導兩經痹阻不通之氣血，達到「通則不痛」的治療目的。環跳

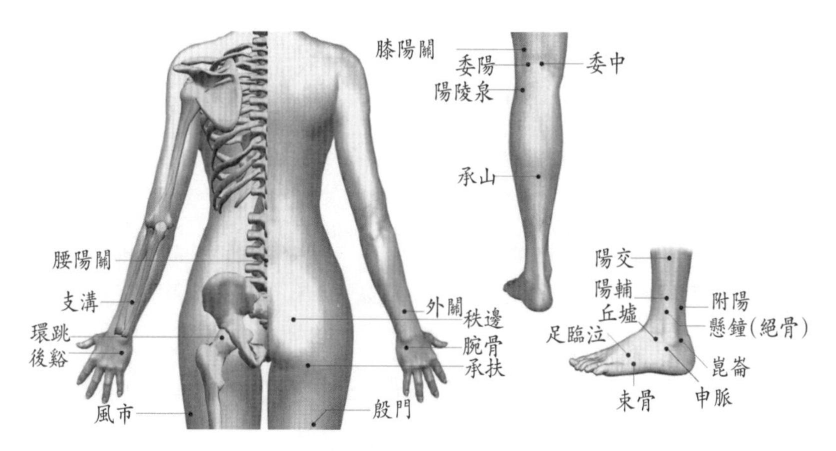

坐骨神經痛取穴2

為兩經只交會，一穴通兩經。陽陵泉乃八會之筋會，舒筋通絡止痛，故可通用。

（二）其他療法

1. 刺血療法

【處方】

足太陽經型：委中、附陽、崑崙、申脈、循行處瘀絡。

足少陽經型：環跳、風市、陽陵泉、陽交、懸鐘、丘墟、循行處瘀絡。

【注釋】其病無論在足太陽還是足少陽經脈，均可在委中部位點刺放血，根據「腰背委中求」之用。病變經脈相關穴位所用，則能疏通經絡，流暢血行，祛除瘀滯，使經絡達到「痛則不痛」的目的。

2. 火針療法

【處方】

足太陽經型：秩邊、殷門、委中、委陽、承山、崑崙。

足少陽經型：環跳、風市、陽陵泉、絕骨。

【方法】選用中等粗細火針，常規火針刺，速刺速出，不留針。針刺時避開大血管。隔日1次，10次為1個療程。若不癒者，隔1週行第2個療程的治療。

3. 腹針治療

【處方】引氣歸元（中脘、下脘、氣海、關元）、天樞（雙側）、氣旁（健側，氣海旁開0.5寸）、外陵（患側）、下風濕點（患側，外陵穴下0.5寸，外0.5寸）、下風濕下點（患側，下風濕點下0.5寸，外0.5寸）每次留針30分鐘，10次為1個療程。

4. 浮針療法

【操作方法】一般從踝關節的上方10公分左右，沿坐骨神經疼痛路線向上針刺；足踝部症狀明顯時，可從小腿部向下進針；必要時兩個方向需同時進行。進針後不停進行「掃散」，同時左手沿針刺方向撫抹，導氣上行或下行。有時需分段治療。當腰臀部疼痛多向正中線平刺。

5. 眼針療法

【處方】膀胱區、下焦區，均患側。

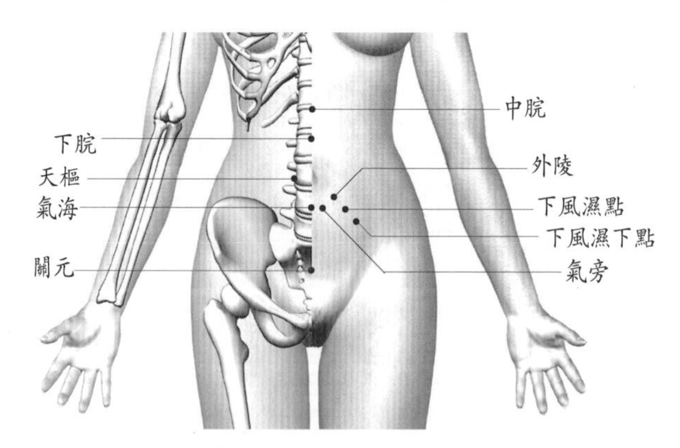

坐骨神經痛取穴3

【配穴】根性坐骨神經痛加腎區。

6. 電針療法

【處方】

根性病變取：腰4～腰5夾脊、陽陵泉、委中。

乾性病變取：秩邊、環跳、陽陵泉、委中。

【方法】針刺得氣後接通電針儀，用密波或疏密波，刺激量逐漸有中度到強。

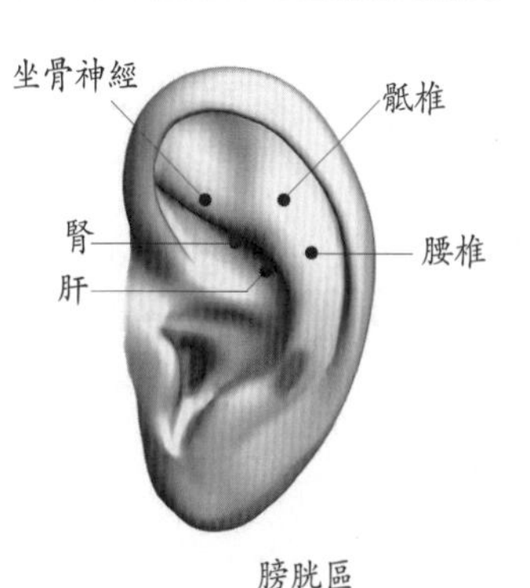

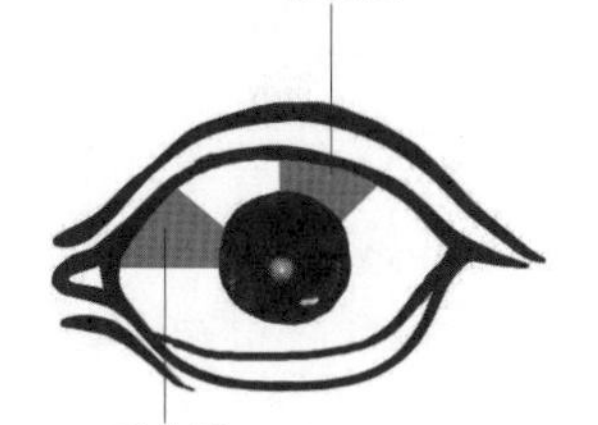

坐骨神經痛取穴4

7. 耳針療法

【處方】坐骨神經、腰椎、骶椎、肝、腎。

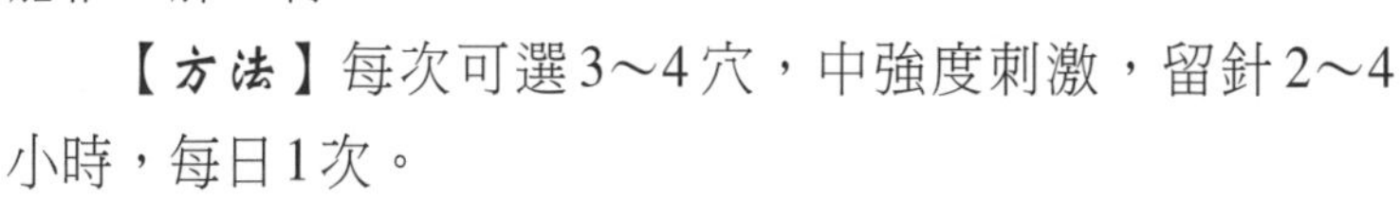

【方法】每次可選3～4穴，中強度刺激，留針2～4小時，每日1次。

8. 推拿療法

【常用穴位及部位】環跳、秩邊、承扶、殷門、委中、陽陵泉、足三里、承筋、承山、崑崙，以及下腰骶部、臀部、足太陽膀胱經臀以下部。

【主要手法】滾法、點壓法、擦法、搓法。

9. 埋線療法

【處方】環跳、阿是穴（根據患者症狀配以膀胱經穴或膽經穴位）。原發性以循經取穴為主，繼發性以病變部位為主。白天疼痛嚴重者加申脈，晚上疼痛嚴重者加照海、三陰交。

五、按語

針灸治療坐骨神經痛效果顯著，但必須正確地辨證，分清病在何經，辨明虛實兩證，這是取得療效的關鍵。只要辨證準確、取穴合理、手法得當、治療及時，一般均可獲良效。

本病產生之因多為風寒、濕邪所致，所以在針刺治療時常加用灸法，對於瘀血嚴重者，常配合刺血療法。

針刺治療坐骨神經痛，多以健側取穴為主，這為古法中的「繆刺」法。在《素問・繆刺論》載曰：「夫邪客於大絡者，左注右，右注左，上下左右，與經相干，而布於四末，其氣無常處，不入於經俞，命曰繆刺。」可見這一刺法是在長期實踐基礎上發展而來。本病用繆刺法療效甚佳。在施治時要注意以下幾個方面，才能達到標本兼治，有的放矢，較快的達到治療目的。

①急性期應臥床休息，若因椎間盤突出者須臥硬板床2～4週，腰部宜束寬腰帶。

②在治療期間應注意腰腿部保暖防寒。

③不同類型的坐骨神經痛療程和預後有所不同，所以要明確診斷，以能針對性的治療。

④若因結核、腫瘤等疾病引起者，應積極治療原發病。

六、臨床驗案

病例：

陳某，男，48歲。腰臀部及左大腿外側脹痛2個月。

患者於2個月前因過度勞累後出現腰臀部脹痛，勞累後症狀加重，症狀逐漸波及左大腿的外側，咳嗽時明顯，夜間及久坐，或活動時疼痛均加重。

檢查：右腰4、腰5、骶1椎旁壓痛，直腿抬高試驗（+）。腰椎CT片示：腰4～腰5、腰5～骶1椎間盤向左後突出。舌質暗紅，苔薄黃，脈弦。

診斷：根性坐骨神經痛。

治療：

（1）刺血治療

【處方】腰陽關、委中、阿是點。

刺血後均加拔火罐10分鐘，於3日後行第2次刺血，分別間隔5日後刺血兩次。共刺血治療4次。

（2）毫針治療

【處方】後谿、腕骨、束骨、上三黃。

先針健側的後谿、腕骨，針刺得氣後讓患者活動患肢5分鐘，再針患側的束骨，最後針刺上三黃。

留針30分鐘，每10分鐘行針1次。隔日治療1次，共治療10次。

（3）腹針治療

【處方】引氣歸元（中脘、下脘、氣海、關元）、天樞（雙側）、氣旁（健側）、外陵（患側）、下風濕點（患側）。

每日治療1次每次留針30分鐘。共治療12次。

以上述綜合治療方案治療，刺血治療4次，毫針治療10次，腹針治療12次而癒。長期隨訪無復發。

第十三節　股外側皮神經炎

一、概 述

股外側皮神經是從腰叢發出的神經，由腰2～腰4神經纖維構成，為感覺神經，分佈於股外側。多見於成年人發病，一般單側發病。起病多較緩慢，常可由腰部外傷，腰大肌壓迫，腰腿部受寒冷刺激，以及站立或行走過久等多種原因引起該神經分佈區皮膚感覺異常與疼痛的綜合徵。無肌肉萎縮，無膝反射改變。

中醫學認為，本病屬於「痹症」、「皮痹」、「肌痹」等範疇。主要是因經絡不通，氣滯血瘀而致。針灸治療有較好的效果。

二、病因病機

【病因】跌打損傷，素體虧虛，風寒濕邪侵襲，勞損過度。

【病機】經脈氣滯血瘀，筋脈失養。

【病位】足少陽膽經及足陽明胃經兩經股間皮部。

三、臨床表現

主要表現為大腿外側處疼痛、麻木，常伴有針刺、蟻走或燒灼等異常感覺。疼痛多在勞累後加重，蟻行感或燒灼感覺多於夜間明顯。

局部檢查常有痛覺和觸覺減退或消失，溫度覺也可減退，麻木疼痛常經久不癒。針灸治療療效滿意。

四、臨床治療集驗

（一）基本治療

【處方】環跳、風市、血海、附陽、阿是穴。

【注釋】環跳、風市為足少陽膽經穴，風市處於病變周圍，既可疏通少陽經氣，又能疏局部之氣血；血海則能祛瘀行血，瘀去血行；附陽為陽蹻脈之郄穴，陽蹻脈過足少陽、足太陽、足陽明。本病發於足少陽、足陽明所屬部位，根據「經脈所過，主治所及」的治則，用之效佳；阿是穴採用揚刺法（用毫針在病變局部之中心直刺一針，然後在其上、下、左、右分別向正中呈25°角各斜刺1針）。當阿是穴起針後再加拔火罐10分鐘。

（二）其他療法

1. 刺血療法

【處方】腰陽關、風市、陽陵泉、阿是穴。

【注釋】在上述穴位區尋找瘀絡點刺放血，出血量根據患者具體病情、年齡、體質狀況等決定，上述穴點可分刺或聯合所用，血止後加拔火

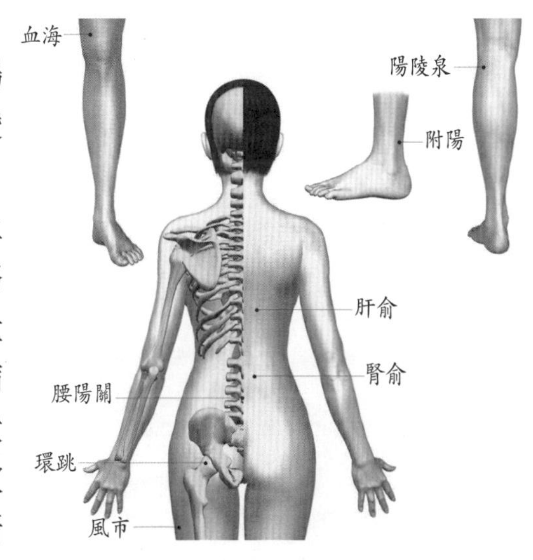

股外側皮神經取穴1

罐。刺血治療本病有很好的治療功效，有些患者僅用刺血療法可治癒本病。刺血治療有疏通經絡，散瘀止痛之功。

2. 火針療法

【處方】阿是穴。

【方法】採用密刺法，每3日治療1次。

3. 腹針療法

【處方】中脘、下脘、關元、外陵（患側），下風濕點（患側）、下風濕下點（患側）、大巨（患側）。

【方法】每次留針30分鐘，10次為1個療程。

4. 電針療法

【處方】病變局部圍刺法。

【方法】接通電針儀，以疏密波中等刺激20分鐘。每日或隔日治療。

5. 皮膚針療法

【操作方法】在病變局部用皮膚針叩刺，以局部滲血為度。每週2次。

6. 眼針療法

【處方】下焦區。

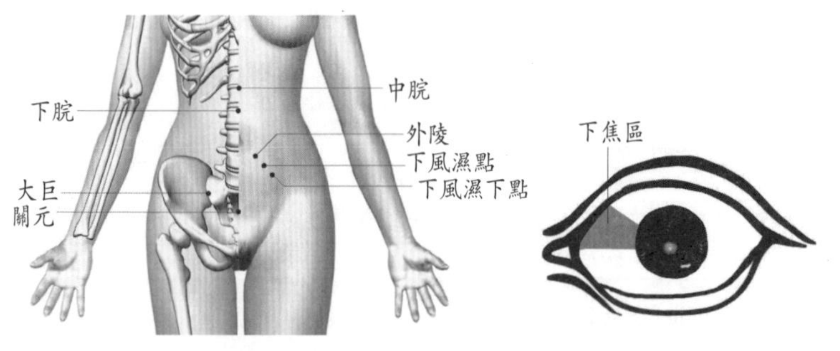

股外側皮神經炎取穴2　　股外側皮神經炎取穴3

【配穴】少陽經型加膽區，陽明經型加胃區。

7. 熱敏灸療法

【處方】肝俞、腎俞。

【方法】每日治療1次，每次灸療20～30分鐘，10次為1個療程。

五、按語

股外側皮神經炎屬於中醫學「痹症」、「皮痹」、「肌痹」等範疇。本病多為正氣虛弱，風濕諸邪入侵，客於足少陽膽經及足陽明胃經兩經股間皮部，皮部絡脈氣血痹阻而致該病。針灸治療本病有較好的效果，但對於有明顯致病因素的患者，要及時祛除病因，針對性治療。

阿是穴以揚刺法治療本病療效滿意，揚刺法為《內經》十二刺之一，《靈樞·官針》篇記載：「揚刺者，正內一，傍內四而浮之，以治寒氣之博大者也。」揚刺法揚散浮淺，適宜於寒邪凝滯、經絡氣血痹阻所致的疼痛、麻木、局部腫脹，而且病變範圍較大、病位較淺的疾患。五針同刺，治療範圍大，針感傳導範圍較廣，故能取得較好的療效。若能正確施治，多數在3-5次可達到有效的治療效果。治療期間或治療後應注意病變局部的保暖，避免受涼，並注意適當休息。

六、臨床驗案

病例：

杜某，男，35歲。右側大腿前外側無明顯誘因出現刺痛及感覺障礙2月餘。其症狀每於行走或站立加重。在睡眠的後半夜患處有蟻行癢感。曾就診於某院行CT檢查，無異常發現，用中西藥物治療無效而來診。

查體：右側大腿前外側環跳穴至風市穴連線區域內感覺異常遲鈍。局部無壓痛反應，也無肌肉萎縮。診斷：右股外側皮神經炎。

治療：

（1）**皮膚針療法：**在病變局部用皮膚針叩刺，以局部滲血為度。每3日治療1次。共治療3次。

（2）**毫針治療：**首先針健側的外關和陽陵泉，再針刺患側的足臨泣，留針20分鐘。再用阿是穴揚刺法，並加拔火罐，每日1次，每次留針20分鐘。共治療6次。

按以上方法處理，皮膚針治療2次，毫針治療6次而癒。多次回訪，情況良好。

第十四節　股骨頭缺血性壞死

一、概 述

股骨頭缺血性壞死又稱為無菌壞死，顧名思義，本病是因股骨頭的血供受限、骨組織因缺血後所造成的結果，非炎性病變。臨床較為常見，多數起病緩慢，以青中年發病率高，男性多於女性，是一種難治之症。目前尚缺乏有效的治療方法，一般預後不佳，致殘率高。

導致本病的病痛很多，一般可分為創傷性和非創傷兩大類。創傷性的如股骨頸骨折、髖關節脫位、髖部外傷等，因直接或間接損傷股骨頭血運，從而導致股骨頭缺血壞死；非創傷性所致的因素較多，常見的因素有長期大量應用激素、長期過量酗酒、慢性肝病、痛風、結締組織病、動脈硬化、放射線等。

只要能引起股骨頭的微小動脈或毛細血管血流中斷，即有可能發展出現缺血性股骨頭壞死。

本病屬於中醫學「骨蝕」、「骨痹」之範疇。身體虛弱、寒勝其熱、邪入筋骨、滯留內著所致，為本虛表實之證。

二、病因病機

【病因】正氣不足（氣血虧損、肝腎虧虛）、跌仆閃挫、飲食毒物所傷、外邪入侵。

【病機】氣血瘀滯、筋骨失養。

【病位】髖部筋骨。

三、臨床表現

臨床主要症狀表現為患側髖部疼痛，多呈隱性鈍痛，急性發作可出現劇痛，疼痛部位在腹股溝區，站立或行走久時疼痛加重，出現輕度跛行。中晚期可因勞累而疼痛加重跛行，髖關節屈曲、外旋功能明顯障礙。

為了便於診斷，選擇對症的治療方式和評價治療效果，臨床上根據X光片的檢查結果，將本病分為五期。

一期出現輕度臨床症狀，X光片正常；二期有症狀和體徵出現，X光片表現點狀、斑片狀骨密度減低區陰影，以及囊性改變、骨硬化等表現；三期X光表現為股骨頭外形完整，股骨頭持重區關節軟骨下骨質中，可見構成「新月狀」弧形透亮帶，軟骨下骨質塌陷；四期X光片表現為股骨頭持重區軟骨下骨質呈不同程度的變平、碎裂、塌陷，股骨頭外形改變，軟骨下骨質密度增高，關節間隙有改變；五期X光片表現為股骨頭持重區嚴重塌陷，股骨頭扁平，關節間隙變窄，髖臼外上緣常有骨刺形成。

查體：早期腹股溝韌帶下壓痛，髖內收、外展痛，「4」字試驗陽性；晚期各方向活動均受限，Thomas徵陽性，重者肢體縮短，並出現半脫位徵。

四、臨床治療集驗

（一）基本治療

【處方】中脘、氣海、極泉、曲池、血海、足三里、三陰交、阿是穴。

【注釋】局部穴位均向髖關節方向刺入2寸左右，採用齊刺法，針刺後使局部有酸脹感。留針30分鐘，每日1次，15次為1個療程，每療程間休息3～5天。

中脘、氣海具有調理臟腑氣血功能，有整體性調節作用；極泉是對應取穴之用；曲池、足三里分屬手足陽明經之合，手足陽明經多氣多血，調理機體之氣血，改善血供；血海、三陰交能益氣生血，又能活血化瘀通絡；局部取穴，活血通絡、緩急止痛，從而能夠緩解局部缺血性痙攣，改善局部的血供，採用齊針刺法，更加強了作用治療強度。「齊刺」針法，首見於《靈樞・官針》篇「齊刺者，直入一，傍入二，以治寒氣小深者。或曰『三刺』，三刺者，治痹氣小深者也。」即在穴位正中先刺一針，兩旁各刺一針，三針齊用，故名「齊刺」。

三針齊刺不僅加強了受刺穴位的刺激量，還擴大了受刺穴位的治療範圍，而使治療範圍得到了擴展，增強了活血通絡的作用。

（二）其他療法

1. 刺血療法

【處方】委中、陰陵泉、髀關、環跳、阿是穴。

【配穴】膝部疼痛者配足三里、伏兔；股內側疼痛配足五里；髖部疼痛配維道。

【注釋】阿是穴區尋找瘀絡點刺出血，餘穴均在穴位點刺血。一般出血量在30～100毫升，根據體質及病情的輕重決定刺血量。病情嚴重，起初治療時每10日治療1次，隨著病情的好轉15～20日刺血一次。

運用刺血療法治療本病，可祛除瘀滯血液，通暢經脈可使關節周圍的血管管腔壓力降低，有利於血液的流動，並使關節腔內的壓力減小，腫脹消退。

2. 小針刀療法

【操作方法】一般進針點從X光片病灶處或局部壓痛、硬結、條索等反應點處（一般多在髂棘到股骨粗隆連線的中點）。用龍膽紫做標記，皮膚常規消毒，按肌肉走行的方向進針刀深切骨膜，進行切割、鬆解、剝離，

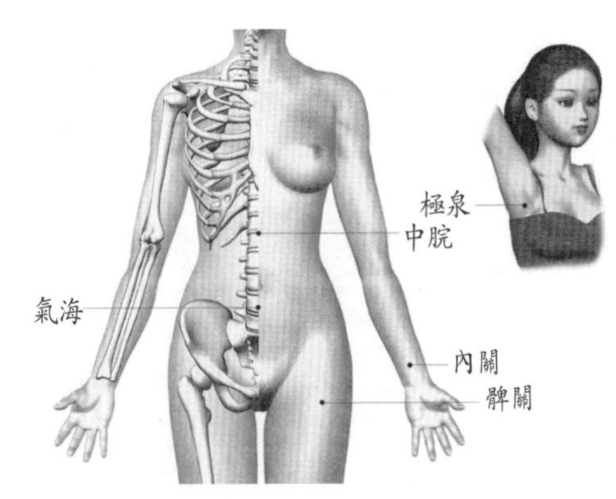

股骨頭缺血性壞死取穴1

注意避開血管神經，操作時應隨時詢問病人反應及針感，如有酸脹感為正常，如有觸電感覺為異常，此時迅速將針刀刀鋒移動1～2公分，重新將針刀刺達骨膜進行切割鬆解剝離4～6刀出針。完成後用創可貼封閉刀口，每5日操作1次。

3. 浮針療法

【操作方法】髖部疼痛可在痛點的上方、後方或下方進針，針尖指向痛點，也可在下肢選擇進針點進針，針尖向上，指向髖部。下肢痛可將下肢置於疼痛位，從疼痛區下方向上進針，有時需多針並排針刺，需多次治療。

4. 火針療法

【處方】中脘、環跳、阿是穴、髀關、足三里、陽陵泉、委中、曲池。

【注釋】將針尖和針身燒紅透亮，針刺深度根據肌肉的厚度而定，點刺不留針。

火針具有溫經通絡、行氣活血的功效，火針點刺腧

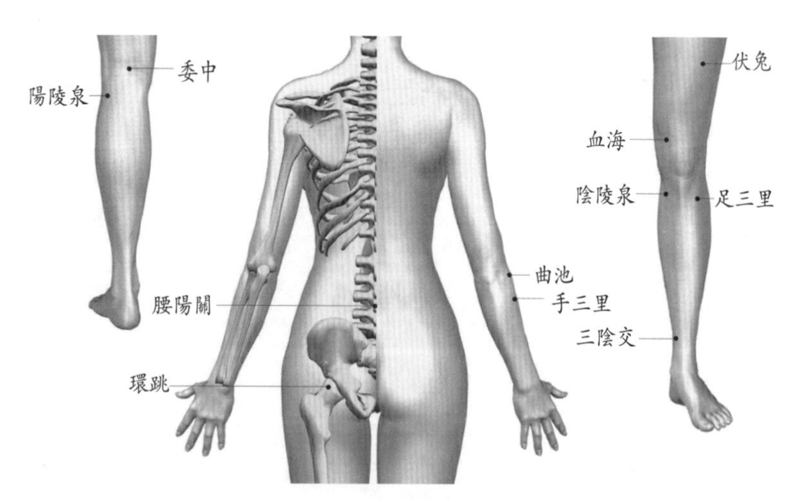

股骨頭缺血性壞死取穴2

穴，其熱力能深透肌層，扶陽培元，行氣活血，使氣血運行通暢，經脈得氣血濡養，從而達到治療目的。

5. 推拿療法

【操作部位】以腰、臀、髖、膝為主要部位。

【主要手法】採用點、振、揉、拿、滾、扳、搖等手法。

五、按語

本病是難治性疾病，治療非常棘手，致殘率極高，因此臨床需綜合性治療，以達有效的治療目的。早期治療對本病的預後有至關重要的作用，所以早期診斷，及時正確的治療是關鍵，可避免致殘的嚴重後果

在日常生活中正確合理的生活，可以有效地避免本病的發生。平時注意少飲酒，最好不飲酒；當關節部位受傷，要及時正確治療，避免引起股骨頭的血液循環障礙；若因病使用激素藥物，要在醫囑下合理運用，不得濫用，長時間應用時，要及時檢查；經常接觸X光檢查時要正確的防護；避免在冷水浸泡過久，防止受寒後致血液循環障礙。另外動脈硬化、高血脂、痛風、結締組織病等也可引起本病的發生，一旦確診為股骨頭缺血壞死，就要避免上述系列問題，及時糾正，積極的治療，防止進一步的危害。

前三期的治療效果滿意，後兩期治療十分棘手，見效緩慢。早期治療是關鍵，越早治療療效越顯著，甚至能完全治癒。在治療時必須取得患者的配合，醫患雙方密切配合下積極正確的治療，才能得以順利的診治。若配合中藥治療，療效會更好。筆者治療本病多針藥並用。

六、臨床驗案

病例：

李某，女，47歲。左髖關節疼痛，行走困難，曾在他處治療，效不顯，後去某院進一步檢查，經CT檢查確診為左股骨頭缺血性壞死。CT片示左股骨頭小梁欠佳，其中見有多個不透亮區，股骨頭欠光滑，關節間隙變窄。

治療：

（1）刺血治療

【處方】左委中、左陰陵泉、左環跳、腰陽關。

【操作】每次出血50～60毫升，每15天刺血治療1次，共治療4次。

（2）毫針療法

【處方】中脘、氣海、曲池、手三里、內關、環跳、伏兔、血海、足三里、三陰交。

【操作】每日1次，10次為1個療程，每療程間休息3天，共治療4個療程。

（3）配合中藥：以活血化瘀，補氣養血為治則。連服中藥40天。經按上方處理後，2個月後症狀消失，功能恢復正常。CT複查基本正常。

第十五節　梨狀肌綜合徵

一、概 述

梨狀肌綜合徵是因梨狀肌病變損傷，使梨狀肌發生充血、水腫、痙攣，進而變性以至肌束增厚、硬化或粘連，致使梨狀肌狹窄，刺激壓迫鄰近的坐骨神經、血管所產生的局部疼痛和功能障礙等一系列綜合徵。

本病在臨床中為常見病、多發病，是引發腰腿痛的常見原因，也是針灸臨床常見病種，若能正確診斷，合理的治療，針灸療法可獲得良好的療效，是針灸優勢病種之一。

二、病因病機

【病因】勞損、外傷、風寒濕熱之邪入侵。

【病機】氣血不暢，脈絡失和。

【病位】臀部及腿部。主要以太陽經和足少陽經為主。

三、臨床表現

患者主要表現為臀部酸、脹、痛，或沿坐骨神經走行方向放射引起大腿後面、小腿外側疼痛，小腿外側和足趾麻木，或有會陰部抽痛不適，疼痛可呈牽拉樣、刀割樣、跳動性疼痛。

查體可觸及梨狀肌緊張，腫脹及肥厚的條索物，有明顯的壓痛。走路可呈跛行，或呈鴨步移行。直腿抬高試驗陽性，在60°以前疼痛明顯，當超過60°時，疼痛反而減輕。梨狀肌緊張試驗陽性（仰臥位，伸髖位內旋髖關節，曲髖位內收內旋髖關節。坐位：屈膝屈髖位，抗阻力外展。俯臥位：屈膝伸髖位，抗阻力外旋或被動內旋。上述實驗如出現臀部疼痛或加重，為陽性）。

四、臨床治療集驗

（一）基本治療

1. 針刺上肢對應點法

【取穴】取用健側上肢的對應部位。

【方法】當病痛點在臀部，針對應點三角肌中點。

當病痛點在大腿後側，針肱二頭肌的中點。

當病痛點在膕窩，針肘窩中點。

當病痛點在腓腸肌處（小腿後），針前臂屈側的中點。

【注釋】取用部位常規消毒，根據不同的部位刺入1～2寸，採用較強的刺激手法，當得氣後，囑患者活動患處，每隔5～10分鐘行針1次，留針20～30分鐘。

本病以此方法選穴多能見到顯效，具有取穴少，療效高，痛苦小之優勢。這是根據《內經》中上病取下，下病取上的方法而用，並以巨刺法。

在選穴時達到取穴準確，對應點選擇越準療效越佳，一般能在對應點找到明顯的壓痛點，有明顯壓痛點的患者，療效更佳，常有針入痛止之效。

2. 循經取穴

【處方】崑崙。

【注釋】本病疼痛部位在臀部足太陽經循行線上，這一部位無論是足太陽經脈循行分佈、經別分佈、還是經筋分佈均循行與此，其經脈「從腰中，下挾脊，貫臀」。其經別「足太陽之正……其一道下尻五寸」。其經筋「上膕內廉，與膕中併，上結於臀」。由此可見這一部位與膀胱經脈緊密聯繫。

崑崙為足太陽之經穴，用之經絡所行之用。透過長期臨床應用觀察，崑崙治療本病有很好的實效性。一般針刺0.5～1寸，針尖略斜向上，使針感向膝髕部傳導，平補平瀉，留針30分鐘，每5～10分鐘行針1次。若寒濕、正氣不足針後加灸。

3. 阿是點齊刺與灸法治療

【**操作方法**】在患處按壓到最明顯的壓痛點，取其患處針刺。因本病位置多深在，故針刺阿是點時，多針刺至應有的深度（一般可針到2.5～3寸深），先緊貼髂骨邊緣直刺1針，再從直刺1針的上下或左右旁開1寸處向病所各刺入1針，針尖朝向主針方向。並加用溫針灸的方法治療。進針後，要以中等強度的刺激，行大幅度提插捻轉手法，當有明顯的針感反應後加用溫針灸，一般每次20分鐘，待艾條燃盡，再重複上述手法後出針。

【**注釋**】本病的發生乃因外傷或風寒濕等外邪入侵局部而發為本病，本病邪氣多深在，致使筋脈受阻，氣滯血瘀，不通則痛，用齊刺法針之可改善局部深在氣血運行，加用灸法，則有活血化瘀，祛除風寒濕外邪之作用，從而達到了舒緩拘急而鎮痛的效果。

（二）其他療法

1. 刺血療法

【**處方**】委中、臀部、大腿後外側等疼痛部位的瘀絡。

【**注釋**】在上述相關部位之瘀絡點刺放血，可改善局部血液循環，消除局部粘連水腫，解除了肌肉的痙攣，明顯地促進了病變局部的氣血運行，從而達到了舒緩拘急而鎮痛的臨床療效。

2. 浮針療法

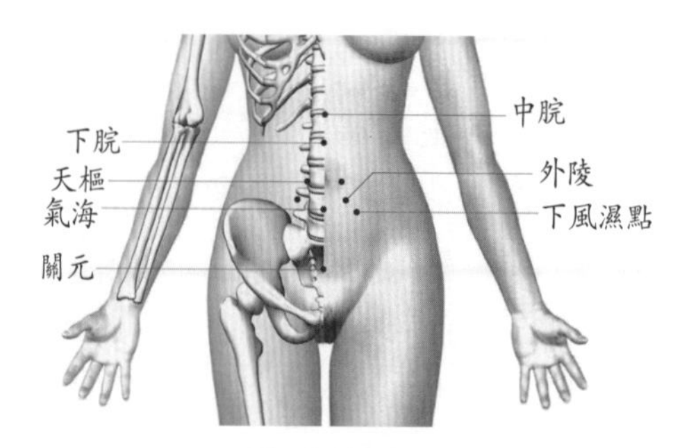

梨狀肌綜合徵取穴1

【操作方法】一般從壓痛點的上方向下，或從痛點左、右側進針，留針避免影響患者坐凳，一般不從下方向上進針，有時需從不同的方向對同一痛點同時治療。坐骨神經痛多在足踝上方沿疼痛線路向上針刺，足踝部疼痛、麻木可向下針刺。

3. 腹針療法

【處方】引氣歸元（中脘、下脘、關元、氣海）、天樞（雙側）、外陵（雙側）、下風濕點（患側）。

【操作】每日治療1次，每次留針30分鐘，10次為1個療程。

4. 火針療法

【取穴】選擇明顯的壓痛點。

【操作】以中等粗細的火針，燒紅後速刺入選好的穴位，達一定的深度，迅速出針，不留針。針刺時應避開大血管。隔日1次，10次為1個療程。若1個療程不癒者，可隔1週行第2個療程治療。

5. 推拿療法

【常用穴位及部位】環跳、居髎、承扶、風市、陽陵泉、委中、承山以及臀部、下肢等。

【主要手法】滾法、按法、揉法、彈撥法、擦法等。

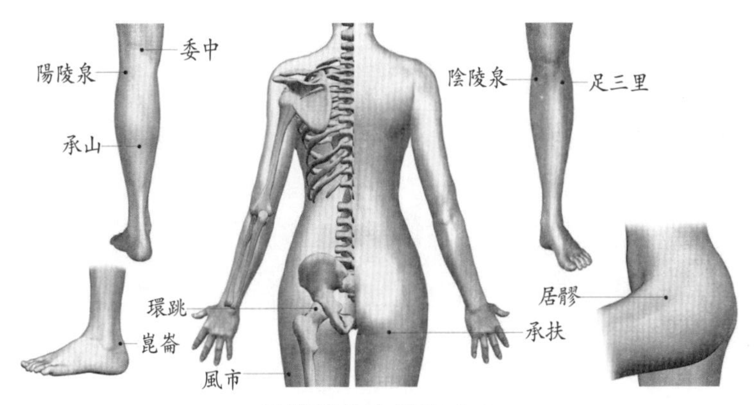

梨狀肌綜合徵取穴2

6. 熱敏灸療法

【處方】阿是穴、環跳、陽陵泉、陰陵泉、足三里。

【療程】每日治療1次，每次灸療20～30分鐘，10次為1個療程。

五、按語

梨狀肌綜合徵又稱梨狀肌損傷或梨狀肌孔狹窄綜合徵，多是由於間接的外力（如閃、扭、下蹲、跨越等）使梨狀肌受到牽拉而造成撕裂，引發一系列綜合徵。

梨狀肌綜合徵屬於中醫學「痹證」、「傷筋」的範疇。中醫認為，本病的發生多是因風、寒、濕、熱之邪客阻經絡以及勞倦、外傷等所致。

治療本病首先應注意鑒別診斷，要與根性坐骨神經痛、腰扭傷、骶髂關節病變、臀肌筋膜痛等病相鑒別，特別是根性坐骨神經痛所引發的系列症狀，易混淆。

針灸治療本病療效滿意，臨床多幾種方法聯合運用可提高療效，筆者在臨床中常以毫針法與刺血療法合用取得了滿意的療效。

刺血治療能使局部的血流加快，肌間內壓降低，肌肉痙攣解除，進而消除血管神經受壓現象，症狀解除。

在發病的急性損傷期，局部不宜深刺，注意休息。局部保暖，可加用灸療、熱敷等療法。由於本病病位較深，故在推拿時應當加強用力，但不可用暴力，避免造成新的損傷，尤其急性期更應注意。

六、臨床驗案

病例：

譚某，女，54歲。右臀痛及右下肢放射痛3月餘，症狀時輕時重。曾多次治療，但一直未癒，本次症狀加重1週。查體：腰部無壓痛，右臀中部壓痛明顯，直腿抬高試驗（+），梨狀肌緊張試驗（+），「4」字實驗（+）。腰部CT片無異常。診斷：梨狀肌綜合徵。

治療：

（1）**刺血治療**

【**處方**】委中、阿是穴。

【**操作**】在上述穴位點刺放血，加拔火罐10分鐘，每5日治療1次。共治療3次。

（2）**浮針療法：**從上向下方右臀中部壓痛點直刺，壓痛消失，每3日治療1次，共治療4次。

（3）**毫針治療**

【**處方**】阿是穴、陽陵泉、崑崙。

【**操作**】阿是穴用齊刺法，並加用溫針灸，每日1次。共治療10次。

用以上綜合治療方案處理，經治療1次後症狀即有所緩解。刺血治療3次、浮針治療4次、毫針治療10次而癒。隨訪半年正常。

第十六節　膝　痛

一、概 述

膝關節是全身最大、結構最為複雜的關節。本關節是由股骨髁、脛骨平臺和髕骨組成，並有半月板、膝交叉韌帶以及關節周圍的韌帶和肌肉的輔助穩定結構。

膝關節是人身重要的關節，人之運動離不開膝關節的參與，又因其處結構複雜，故極易受到外傷及各種外邪之侵襲，成為臨床中的常見病、多發病。

膝痛僅是膝部疾病的一種症狀表現，其發生可由多種原因所致，可見於膝關節骨性關節炎、風濕性關節炎、類風濕性關節炎、半月板的損傷、膝部滑囊炎、膝關節側副韌帶損傷、脛骨內髁炎、髕下脂肪墊勞損、髕骨軟化症、脛骨粗隆骨骺炎、膕窩囊腫、滑膜皺襞綜合徵等疾病。這些疾病均可導致膝關節不同程度的疼痛表現。屬於中醫學「膝痹」範疇。

現代醫學對這些疾病尚無更優勢的方法，針灸治療多能取得滿意的療效。但因疾病的不同，治療療效差異性極大，故在臨症治療時應首先明確診斷疾病，根據病因的不同，選擇最合適的治療方法。

二、病因病機

【病因】外傷、外邪侵襲，勞損過度。

【病機】經絡、筋骨、關節痹阻不通或失養。

【病位】在膝部關節。

三、臨床表現

膝痛主要表現為膝關節部位不同程度、不同性質的疼痛，或伴有膝關節酸、麻、重或腫，嚴重者膝關節屈伸不利，活動受限，或膝關節發生變形，或伴有灼熱紅腫、發涼等現象。

具體的臨床表現可因不同的疾病有相應的症狀，並結合相關的臨床檢查，如X光、CT、MRL、血常規、血沉、抗「O」、類風濕因數及關節液等相關檢查。

四、臨床治療集驗

（一）基本治療

1. 根據病位點取穴（辨經取穴）

（1）當膝痛病位點在內側脾經循行線時

【處方】常取用健側的尺澤或董氏奇穴的心門穴。

【注釋】這是根據對應取穴法的原理選穴，肘對膝，上對下，內與內相應。尺澤是脾經之穴，足太陰脾經與手太陰肺經為同名經，交經繆刺。在治療時，針刺得氣後，囑患者漸用力活動患膝，每次行針時仍要結合這種運動針法。尺澤治療膝痛有豐富的臨床經驗，歷代有相關記載。如《針灸聚英・肘後歌》中載有「鶴膝腫勞難移步，尺澤能舒筋骨痛」。

心門穴是董氏穴位，其穴處於尺骨鷹嘴突起之上端，去肘尖1.5寸。取穴時要手撫胸取穴，針尖以30度的方向向上斜刺。其穴應處於小腸經上，心與小腸小表裡，按部位來看，也是一種對應法，用之有調心之氣血的作用。

（2）當病痛點在內側肝經循行線時

【處方】常取用健側的內關穴。

【注釋】內關穴為手厥陰心包經之穴，所用是同名經同氣相求的原理。交經繆刺，下有病上取之，左病右取。

（3）當膝痛點在外側足陽明胃經循行線上時

【處方】常取用健側的曲池穴。

【注釋】取用原理如上，也是根據肘膝對應取穴法所

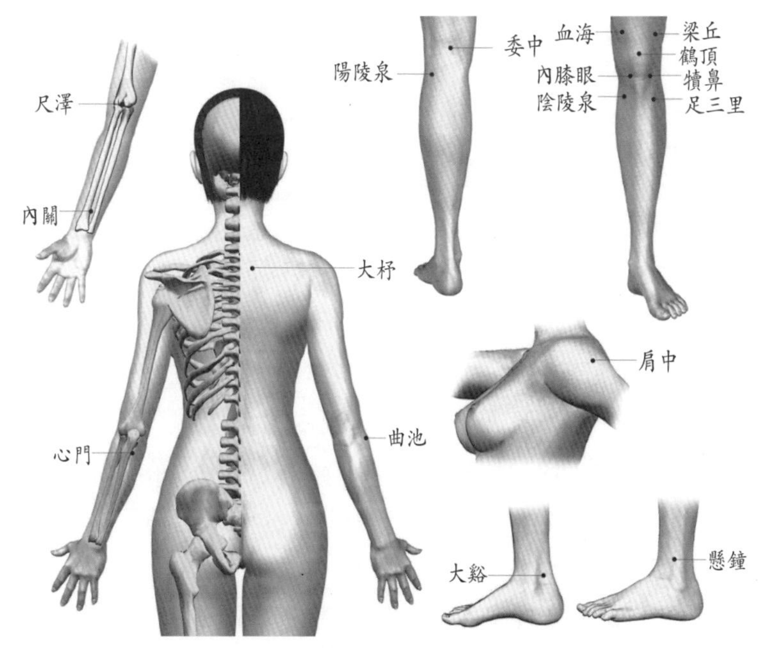

膝痛取穴1

用，故不再贅述。

（4）整個膝關節部位疼痛時

【處方】常取用內關或董氏奇穴的肩中穴或土水穴。

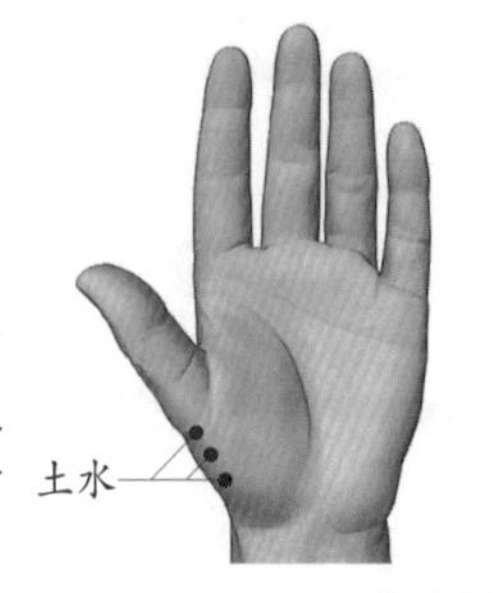

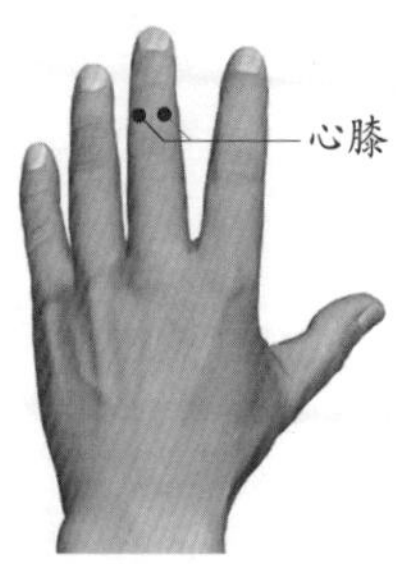

膝痛取穴2

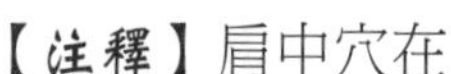

【注釋】肩中穴在後臂肱骨之外側，去肩骨縫2.5寸，在操作時自肩縫正中央向下2.5寸中央是穴，針深5分～1寸。土水穴在拇指第一掌骨之內側，距掌骨小頭1寸處1穴，後5分1穴，再後5分1穴，共3穴。針深2～5分。

2. 根據病性取穴

（1）當膝痛是因骨性關節炎而引發者

【處方】常取用大杼、太谿、懸鐘或董氏奇穴的心膝。

【注釋】《素問・骨空論篇》中言「膝痛不可屈伸，治其背內」。膝部疼痛不能屈伸，針刺治療可取足太陽膀胱經的背部相關穴位，因大杼穴是骨之會，骨質增生乃為骨病，取之故有效。

太谿是腎的原穴、輸穴，腎主骨，輸主體重節痛，用之既可治標又能治本。懸鐘為髓之會，骨能生髓，又因本穴是足少陽膽經之穴，膽主骨所生病。心膝穴是董氏穴位，在中指背第2節中央兩側。本穴對膝關節骨性關節炎、膝無力作用突出，針深0.5分左右。以上諸穴運用時均配合運動針法。

（2）當膝痛與天氣變化有關時穴位取用

【處方】最常用陰陵泉或外關。或局部加用溫針灸，一般多在內外膝眼處用之，也可以在患處用火針治療。

3. 局部穴位的取用

【注釋】針灸治療膝痛一般多以局部取穴為主，以圍繞著膝蓋周圍用針。臨床常用的是靳瑞教授的膝三針（犢鼻、血海、梁丘）；武連仲教授的膝上四針（血海、梁丘、鶴頂、四強）、膝五針（內膝眼、外膝眼、四強、膝陽關、曲泉）為局部取穴的典型代表。

筆者在臨床運用中，很少單獨局部用穴，主要以遠端選穴為主，配以局部用穴為輔的治療方案。若是局部用穴，也是以火針或溫針灸法為常用。

局部取穴治療本病時應加強針刺得氣感，或用透刺法提高臨床療效，如陽陵泉透陰陵泉、陰陵泉透陽陵泉等，當有肌肉萎縮、局部不溫，或疼痛固定不移、遇冷加重者，以溫針灸、火針治療為主，配合手法按摩。

（二）其他療法

1. 刺血療法

【處方】阿是穴、委中、三金穴。

【注釋】傳統針灸刺血主要部位在膝關節疼痛局部瘀絡和委中穴周圍瘀絡點刺放血。在瘀絡出現的皮部經絡區域刺血，加拔火罐。董氏奇穴刺血治療本病在背部的三金穴部位用之，三金穴相當於十四經中的魄戶、膏肓、神堂之部位，對膝痛的治療效果非常理想，尤其對久病的頑固膝痛更有療效。

本病刺血治療，主要為調和氣血，祛瘀通絡，標本兼治，病可速癒。

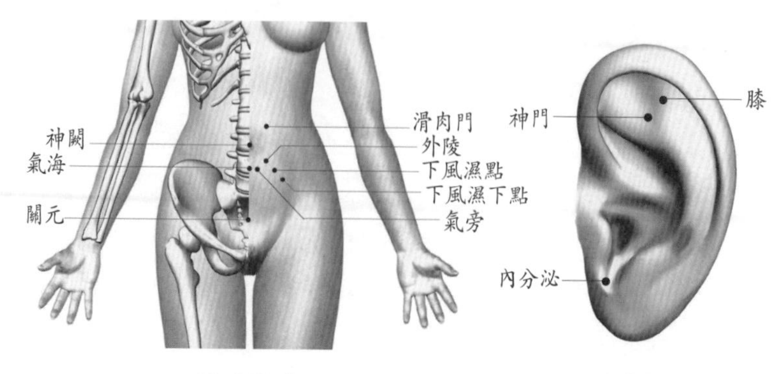

膝痛取穴3　　膝痛取穴4

2. 火針療法

【操作】常取用阿是穴及內外膝眼針刺。常規消毒後，選用中等粗細火針燒至通紅後快速刺入穴位，深度約0.3～0.5寸，不留針。

【注釋】用火針治療是借火針之熱力，助體內陽氣驅散寒邪，寒去則經絡舒緩，氣血運行流暢，疼痛當止。

3. 腹針療法

【處方】滑肉門（患側）、外陵（患側）、氣旁（健側）、下風濕點（患側）。

【辨證加減】膝關節扭挫傷：內側損傷，下風濕內點三角（患側）；外側損傷，下風濕下點三角。膝關節骨質增生：天地針，氣外（患側）。膝關節炎：大橫。

【療程】每次留針30分鐘，10次為1個療程。

4. 耳針療法

【處方】取神門、內分泌、膝。

【操作】每次取2～3個穴位，用中至強度刺激，每次留針20～30分鐘。

5. 推拿療法

【常用穴位及部位】內膝眼、梁丘、血海、陰陵泉、陽陵泉、犢鼻、足三里、委中以及患膝髕周部位。

【主要手法】滾法、按揉發、彈撥法、搖法等。

6. 熱敏灸法

【處方】

（1）腹部：神闕、關元、氣海。

（2）患肢：犢鼻、內膝眼、梁丘、血海、陽陵泉、陰陵泉、足三里。

【療程】每日治療1次，每次灸20～30分鐘，10次為1個療程。

7. 埋線療法

【處方】梁丘、血海、陰陵泉、陽陵泉、足三里。

根據病痛點每次選取3～5穴，一般每週1次，5次為1個療程。

五、按語

膝關節是人身下肢極為重要的關節，其處多筋腱，對人之站立行走均有極其重要的作用。而此關節最易遭受外邪侵襲，且邪氣久留不宜祛，所以膝痛之症甚為常見。

西醫治療尚無有效方法，常取用非甾體類消炎鎮痛藥物，因其副作用，或難以治本，西醫臨床治療較為棘手。針灸治療本病有非常好的臨床療效，但因病因的不同，療效差異較大。在臨床治療時根據患者的具體病情選擇合適的治療方法，可一種或幾種方法並用，達到最佳的臨床治療效果。

筆者治療膝痛患者，一般以病位點與病性辨證相結合的方法取穴，以毫針刺為主，再輔以其他相關療法。

膝關節腫痛嚴重者，宜減少活動量，避免超負荷的活動與勞動，以減輕膝關節的負擔。肥胖者應注意減肥，以便減輕膝關節的受累。對局部寒冷明顯者，要重視在局部的艾灸與火針治療。

六、臨床驗案

病例：

耿某，男，45歲。右膝關節疼痛有2年多，上下樓梯時疼痛明顯，尤其是下樓梯時更感困難，當每遇陰雨寒冷天疼痛明顯加重，曾到某省級醫院檢查，確診為半月板損傷。醫院告知無有效方法治療，讓其減輕膝部活動，保護膝部，給予部分鎮痛類藥物暫時緩解病痛。但疼痛一直無緩解，時輕時重，最近1個月因工作勞累，疼痛加重，經人介紹來診。檢查：患者起蹲困難，伸屈發出明顯的彈響聲，在膝關節外上側壓痛明顯，舌質淡，苔白，脈沉細。診斷：半月板損傷。

治療：

（1）**火針治療**

【**處方**】內外膝眼、阿是穴。

【**操作**】每穴點點刺1～3下，每3日治療1次。共治療6次。

（2）**毫針治療**

【**處方**】曲池、內關、陽陵泉透陰陵泉、陰陵泉透陽陵泉、鶴頂。

【操作】先取健側遠端穴位，針刺得氣後讓患者活動患膝，再取用患側的局部穴位，留針20分鐘後，先將局部穴位起針後再留遠端穴位10分鐘。隔日治療，共治療15次。

用以上方法治療，所有症狀消失，能正常從事日常勞動，經隨訪2年無復發。

第十七節　下肢靜脈曲張

一、概 述

下肢靜脈曲張是指下肢部位表淺靜脈呈條索狀突起的一類病症。本病的發生常與先天性靜脈壁或瓣膜薄弱有關，因此患者往往同時有痔、疝等疾病，且常有家族史。職業也是本病的一重要因素，常常站立者，或長期從事持久負重的勞動者為多見。另外，骨盆內的腫物、妊娠子宮等壓迫髂外靜脈，亦能促使下肢靜脈曲張形成。

中醫稱為「筋瘤」。中醫認為本病的發生是由於寒、濕、熱等外邪侵犯，脈絡阻滯，以及久立等導致氣虛血瘀、氣血不足、血脈壅滯所致。

西醫治療本病主要以手術治療為主，尚無更理想的保守療法。針灸治療本病，早期能夠控制其發展，中、晚期能改善症狀，並且許多患者可得以根治，所以針刺是本病有效的方法之一。

二、病因病機

【病因】負重久行，多次妊娠，驟受風寒，外傷筋脈。

【病機】筋脈失養、氣滯血瘀、寒凝經脈。

【病位】淺表筋脈。

三、臨床表現

臨床肉眼可見淺表經脈彎曲、狀如蚯蚓、形成團塊為主要表現的淺表靜脈病變。好發於中年人，以小腿最為多見，站立時更以明顯。

患者常感覺下肢沉重、酸脹、重者可見足部、踝部水腫現象，日久則出現下肢酸脹疼痛，晚期小腿易發生萎縮、色素沉著、脫屑、發癢，局部皮膚變硬等症。常伴有皮膚潰瘍。

四、臨床治療集驗

（一）基本治療

【處方】阿是穴、血海、太淵、足三里、委中。

【注釋】曲張經脈的周圍，常規消毒，在曲張經脈周圍每隔2公分左右直刺1針，進針時應避開血管；血海為足太陰脾經之穴，有祛瘀生新，宣通氣血，涼血止血之功，為治療血病及血分之疾患要穴。

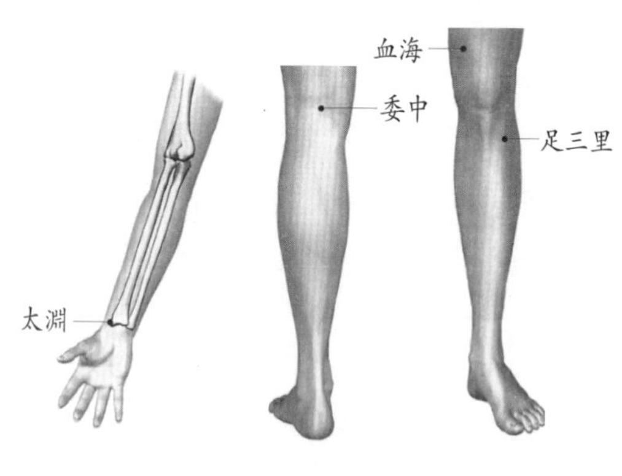

下支靜脈曲張取穴

太淵為手太陰肺經之穴，是輸穴、原穴，又為八會之脈會。該穴局部脈氣旺盛如深淵，澤潤周身，效同桴鼓。因本穴是八會之脈會，對血管脈搏之病作用尤佳；足三里是足陽明之合穴，足陽明多氣多血，其穴處於下肢，用之既可調理足陽明之氣血，又能直接調理下肢氣血；委中在古代被稱為血郄，祛瘀滯之要穴。

每日或隔日1次，每次留針30分鐘，10次為1個療程，每療程間隔5～7天。

（二）其他療法

1. 火針療法

【處方】阿是穴（即凸起的靜脈處）。

【注釋】以靜脈曲張部位為阿是點，常規消毒，將刺之部位固定，選用中粗火針燒紅，對準穴位，快速點刺，速刺疾出，針刺深約0.1～0.2寸。靜脈曲張嚴重者，用止血帶截紮曲張靜脈上部，用火針點刺後，鬆開止血帶，使血自然流出，讓其血自止或使其「血變而止」，待血止後，用乾棉球擦拭針孔。

曲張的局部血運不好，容易發生感染，所以在操作時應嚴格消毒，囑患者保持局部清潔，針刺後24小時內不要洗浴，防止感染的發生。

有些患者針刺後可出現明顯的瘙癢，囑患者避免搔抓，瘙癢明顯的患者，可用2%的碘伏或75%酒精棉球擦拭患處。

火針治療本病療效較好，是目前優勢療法之一，每週治療1～2次，根據出血量而定，根據恢復情況決定治療。

2. 水針療法（硬化劑注射療法）

【處方】阿是穴。

【藥物】5%魚肝油酸鈉。

【注釋】選取靜脈曲張最嚴重的經脈段，確定針刺大致部位，擺正體位，常規消毒，根據操作方法，將藥物注入1毫升左右，拔出針尖。助手兩食指繼續按壓25分鐘左右，每次可注射1～2個血液倒流的靜脈。注射後在注射處放一塊海綿墊，再用膠布固定壓迫。最後從注射處向下用彈力繃帶纏起來，直到足趾根，露出足趾。

1週後複診，若仍有倒流的靜脈，繼按前法重複注射處理，直至痊癒。

每次用藥總量不能超過3毫升，注射藥物不可注射在靜脈外，以免引起皮膚壞死。繃帶處理要鬆緊適宜，過緊則影響下肢血液循環，過鬆起不到治療作用，使其達到下肢淺靜脈不充血即可。

3. 外治療法

【方法】患肢用彈力繃帶加壓包紮或穿彈力襪。長期使用則會使曲張減輕或停止發展。若用彈力繃帶包紮，要注意鬆緊適宜，防止肢體缺血壞死。

4. 中藥外洗

【注釋】運用活血化瘀的中藥長期的外洗，起到活血化瘀，促進血液循環的作用，可改善緩解病情的發展。

五、按語

本病在臨床並不少見，若運用上述療法應當明確下肢靜脈曲張的原因，排除其他血管繼發的下肢靜脈曲張，只有原發性下肢靜脈曲張才可以選擇上述療法。下肢靜脈曲張在西醫臨床主要以手術治療為主，成為普外科常見手術之一。運用針刺療法有操作簡單、療效肯定、痛苦小、不易復發之優勢。

上述治療方法以火針療法最優勢，火針點刺曲張的靜脈，可直接使惡血出盡，祛瘀而生新，血脈暢通，故效果頗佳。火針以溫通與強通相結合之作用，治療效果滿意。

患者在治療過程中和治癒後，宜避免過久行走、負重負立等，臥床時宜把患肢抬高，促進血液回流。如有條件，可以結合彈力繃帶加壓包紮，或穿彈力襪，減輕下肢淺表靜脈的負荷，對於病情嚴重或上述治療方法不理想的患者，可考慮西醫手術治療。

六、臨床驗案

病例：

侯某，女，31歲。右下肢靜脈曲張5年。症見小腿後面靜脈盤曲凸起如蚯蚓狀，高於皮膚。當站立及行走時症狀明顯，時感右下肢沉重勞累。舌質黯淡，苔白，脈沉。診斷右下肢靜脈曲張。

治療：

（1）**火針刺血治療：**在凸起靜脈用火針點刺放血，每週1次，共治療4次。

（2）**毫針治療**

【**處方**】血海、太淵、足三里。

【**操作**】隔日治療1次，共治療12次。

用上述方法綜合治療而癒。隨訪2年未復發。

第十八節　腓腸肌痙攣

一、概 述

腓腸肌在小腿後側，是一強韌而有力的肌肉。處於小腿後群淺層肌肉，以內側、外側兩頭分別起於股骨的內、外側髁的後面，兩頭合成肌腹後，在小腿中份形成扁腱。此腱與深面的比目魚肌腱相合，形成強大的跟腱，抵止於跟結節。

腓腸肌痙攣在中醫稱為「轉筋」，俗稱為「小腿抽筋」或「小腿肚子轉筋」。其特點是，下肢小腿部腓腸肌突然發作的強直性痙攣，一般可持續十幾秒至數分鐘不等。常由於受風寒、潮濕、肌肉運動不協調等而引起，常反覆發作。

二、病因病機

【病因】氣血不足、寒濕侵襲或局部肌肉過勞。

【病機】脈絡受損，氣血阻滯。

【病位】小腿部經筋。主要與足太陽經脈聯繫密切。

三、臨床表現

本病多突然發作，主要表現為小腿後部肌肉痙攣、僵硬、疼痛。常在睡眠中或在運動時肌肉不協調突然而發，常需按摩捶打伸腿等動作緩解上述不適症狀。

【體徵】當肌痙攣發作時，小腿後側發硬、隆起、局部有壓痛，可觸到硬塊。

四、臨床治療集驗

（一）基本治療

【處方1】承山。

【注釋】承山穴為足太陽膀胱經之穴，本穴是歷代治療腓腸肌痙攣常用穴，在歷代針灸經典中皆有相關記載。《通玄指要賦》曰：「筋轉而痛，瀉承山而在早。」《勝玉歌》言：「兩股轉筋承山刺。」《雜病穴法歌》云：「腳若轉筋眼發花，然谷承山法自古。」《靈光賦》記述：「承山轉筋並久痔。」《席弘賦》曾言：「轉筋目眩針魚腹，承山崑崙立便消。」這一系列相關記載，說明了本穴是治療腓腸肌痙攣的有效作用。為什麼用承山穴治療本病有如此好的療效呢？這有3個方面的主要因素決定了本穴的良好作用功效。

一是根據經絡所行之理，《靈樞・經脈第十》中言：「膀胱足太陽之脈……貫踹內……。」《靈樞・經筋第十三》中載：「足太陽之筋……結於膕，其別者，結於踹外……其病……膕攣……。」從中可知，無論經脈、經筋皆行於此，這是作用原理之一；

其二與病性所定，腓腸肌痙攣為筋之病，足太陽膀胱經主筋所生病；

其三是根據局部穴位治療局部病作用原理，承山穴處於腓腸肌兩肌腹之間凹陷的頂端處，刺之可調理局部之氣血，用之也是病位點上選穴。

由以上3個方面的原理，故刺之便有很好的功效了。

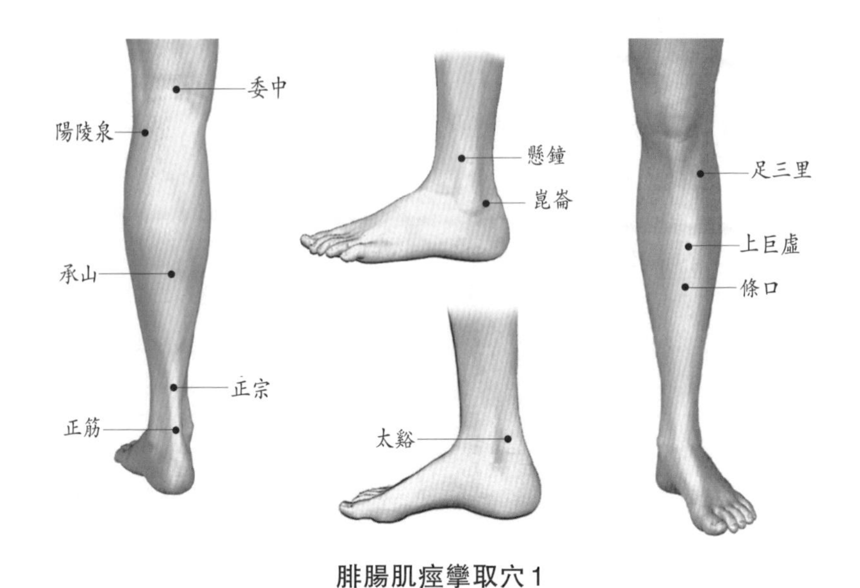

腓腸肌痙攣取穴1

患者俯臥位或坐位，暴露下肢，常規消毒後，用3寸毫針直刺，進針1.5～2.5寸，得氣後，施以提插平補平瀉法，留針30分鐘。在治療中要注意手法輕柔，在痙攣發作時嚴禁強力捻轉提插。

【處方2】正筋、正宗。

【注釋】正筋、正宗乃為董氏要穴，本穴組處於董氏奇穴七七部位，其穴在後跟筋之正中央，若按經絡循行來看，本穴組處於足太陽膀胱經脈線上，用之也是經絡所行之用。董氏奇穴中認為，以筋可治筋病，故扎在筋上可治療筋病。《內經》中也有相關之用，《靈樞・終始第九》云：「在筋守筋。」《素問・調經論篇》云：「病在筋，調之筋。」故本病刺之本穴組既有理論也有臨床實踐。

本穴組處於跟腱之正中央上，距足底3.5寸是正筋穴，再上2寸是正宗穴。針刺0.5～1寸深。

（二）其他療法

1. 刺血療法

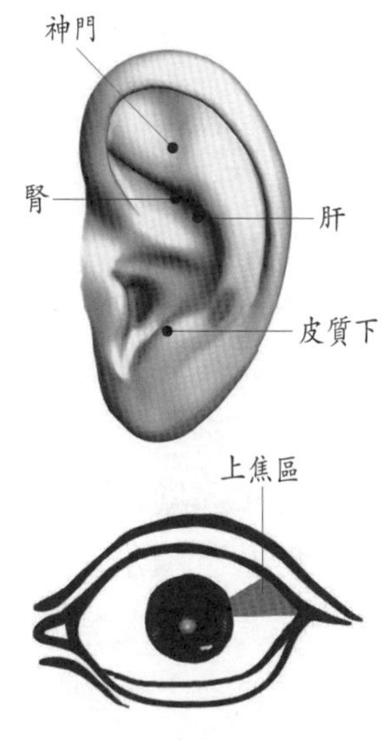

腓腸肌痙攣取穴2

【處方】委中。

【注釋】委中是足太陰膀胱經之合穴，在古代本穴被稱為血郄，膀胱經多氣多血，適宜刺血。腓腸肌正處於足太陽膀胱經循行線上，用之則為經絡所行主治所及之理。本穴處於膕窩，一切瘀血熱毒可聚集於此，因此在此處刺絡可治療一切瘀血熱毒之證及膀胱經脈循行之病變。

2. 火針療法

【處方】阿是穴。

【注釋】常規消毒，選用中等粗細火針燒至通紅後快速刺入穴位，深度為0.3～0.5寸，迅速出針，重者患處刺2～3針，一般每平方公分病灶3～5針為宜，多數1次可癒。

3. 耳穴療法

【處方】病變部位對應點、神門、肝、腎、皮質下。

【操作方法】消毒穴位後，以毫針對準穴位快速刺入，深度1分左右，約至軟骨組織，以不刺透對側皮膚為度，捻轉數秒鐘後，留針20～30分鐘，每日或隔日治療1次。

4. 推拿療法

【常用穴位及部位】陽陵泉、足三里、上巨虛、條口、承山、懸鐘、崑崙以及周圍相應部位區。

【主要手法】一指禪推法、滾法、點發、按法、擦法、搓法等相關手法。

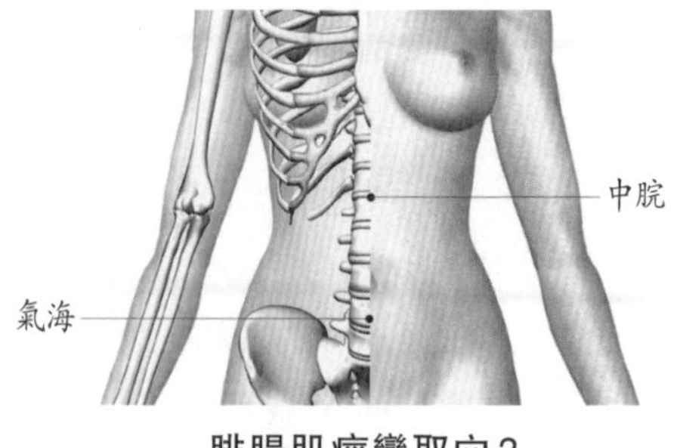

腓腸肌痙攣取穴3

5. 浮針療法

【操作方法】多從膕窩下方進針，也可從踝關節上方向上進針，有時需多針並排或相向針刺。

6. 眼針療法

【處方】上焦區。

【配穴】濕困加脾區，氣滯血瘀加肝區，氣血不足加胃區。

五、按 語

腓腸肌痙攣一症在臨床甚為常見，很多人一生中都曾有過不同程度的這一現象的發生。從西醫學角度來看，多因低鈣的原因引發本病，所以對反覆發作的患者要及時補充鈣質，或給予相應的檢查，明確診斷。

中醫認為本病的發生多由氣血不足，寒濕侵襲或局部肌肉過勞所致，在治療時應對患者具體誘發因素考慮，對症處理。針刺治療本病療效顯著，具有見效快、療效強的優勢，一般1次治療即可有顯效，多數不超過3次治療。

六、臨床驗案

病例：

馬某，男，53歲。雙側腓腸肌反覆發作性痙攣3年餘，尤以夜間多發，嚴重可影響睡眠。患者於3年前無明顯原因出現兩腿腓腸肌痙攣，反覆發作，時輕時重，勞累時可明顯加重，一般多發生於夜間，曾多次口服鈣片，罔效，故來診。

查體：患者形體消瘦，面色黧黑，黯淡無光，食慾差，舌質淡，苔薄白，脈沉細。診斷為腓腸肌痙攣。

治療：

【**處方**】足三里、太谿、中脘、氣海（加灸）、承山。

【**操作**】用以上處方治療，每日1次，治療7日而癒。隨訪一年無再復發。

第十九節　踝關節扭傷

一、概 述

踝關節扭傷是臨床常見的一種損傷，占全身關節損傷的80%左右，可發生於任何年齡，尤以青壯年多見。本病的發生多因劇烈運動或負重不當，跌仆、閃挫、牽拉或扭轉過度等原因造成過度內翻或外翻，引起踝關節及筋脈損傷，氣血淤滯局部，發為本病。

一般療法對本病治療較為緩慢，針灸對踝關節扭傷的治療效果滿意，常有針入痛止之效，故十分值得推廣在本病的針刺治療。但在針刺時須排除骨折、脫位、韌帶斷裂等情況。

二、病因病機

【病因】外傷、慢性勞損。

【病機】筋絡受損。

【病位】踝部筋絡。

三、臨床表現

受傷後局部出現疼痛，尤以內、外翻活動及行走時疼痛明顯，輕者可見局部輕微腫脹，重者則表現為整個踝關節腫大，走路跛行，傷足不敢用力著地，難以正常活動。檢查可見踝關節部位明顯壓痛及腫脹。必要時可行X光檢查排除骨折和脫位。

四、治療集驗

（一）基本治療

針灸治療本病一般多以局部取穴為常用，很少遠端選穴，但透過長期的臨床治驗來看，以遠端對應取穴的運用效果更為滿意，具有見效快捷、取穴少、作用強、痛苦小的治療特點。

1. 外踝部的損傷

（1）當疼痛點在外踝膀胱經穴區周圍時

【處方】常取用養老穴。

【注釋】在臨床實際治療選穴時，不一定就是針刺養老穴，在治療時，首先在健側的養老穴周圍尋按反應壓痛點，如能找到反應點，就在反應點刺之，療效最佳。這種所刺之法應屬於《內經》中繆刺法，常有捷效。

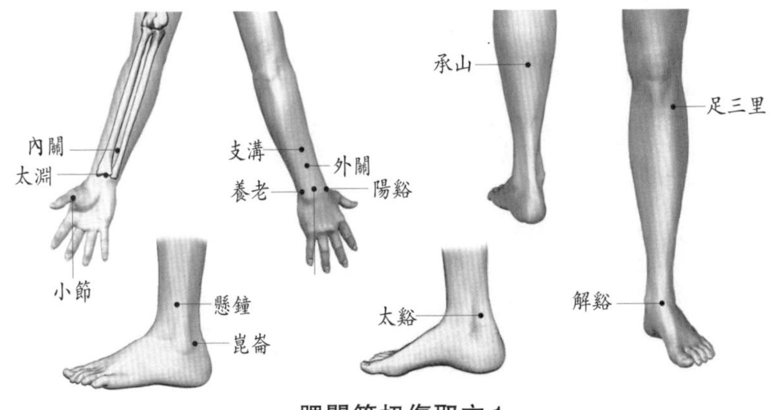

踝關節扭傷取穴1

(2) **當疼痛點處於足少陽膽經穴周圍時**

【**處方**】常取用陽池穴。

【**注釋**】取用原理如上所述。

(3) **無論痛點處於外踝區何部位，只要在外踝部的損傷時**

【**處方**】均可取用外關透內關。

2. 內踝部位的損傷

(1) **當痛點在內踝足少陰腎經穴區周圍時**

【**處方**】常取用太淵穴。

(2) **當痛點在內踝足太陰脾經穴區周圍時**

【**處方**】常取用陽谿穴。

(3) **無論痛點處於內側何部位，只要在內踝部的損傷**

【**處方**】均可取用內關透外關。

3. 無論損傷在內外踝何部位，只要在踝關節

【**處方**】均可取用董氏奇穴的小節穴。

【**注釋**】小節穴是董氏奇穴的穴位，這一穴位對踝關節的損傷甚效，無論內外踝的損傷皆效，因此又稱為踝靈穴。筆者與數名學生在臨床中用此穴治療多例踝關節損傷的患者，均見到良好的實效性，見證了本穴所言不虛。

小節穴位於拇指本節掌骨旁赤白肉際上，握拳拇指內縮取穴。

（二）其他療法

1. 刺血療法

【處方】阿是穴（患處局部最痛點的中心處及疼痛腫脹明顯部位）。

【操作】用一次性無菌注射針頭點刺，或用皮膚針重扣出血，然後加拔火罐5～10分鐘。

【注釋】當踝部扭傷，局部瘀血腫脹，以致經脈閉阻，不通則痛。「跌打損傷破傷風，先於痛處下針攻」。當在痛點刺血，可使邪有出路，經脈通暢，疼痛立癒。

2. 浮針療法

【操作】一般從小腿部向踝部進針，針尖向下，直對痛點，當痛點位於內外踝下方或前下方時，可從足背向踝部進針。

【注釋】對輕症療效佳，對於嚴重者多需和其他療法合用，往往需要多次治療。

3. 火針療法

【處方】阿是穴。

【操作方法】選用中等粗細的火針燒至通紅後快速的刺入穴位，深約0.3～0.5寸，連刺2～3針，不癒者隔2日再次治療。

【注釋】注意的是在損傷後24小時內局部不宜火針治療。

4. 耳針療法

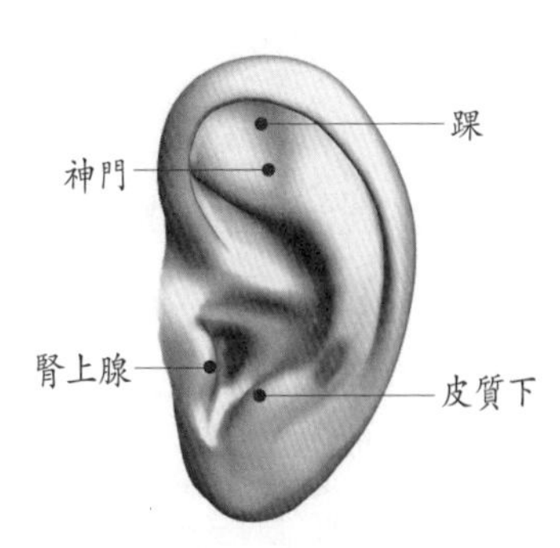

【取穴】相應的敏感點、踝、皮質下、神門、腎上腺。

【操作方法】以中強度刺激，留針10～30分鐘，每日或隔日1次。

5. 眼針療法

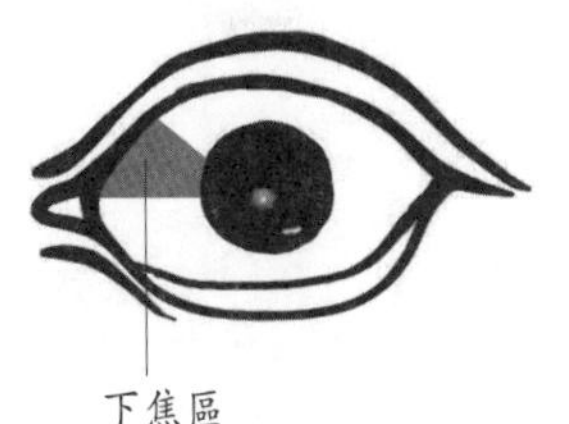

踝關節扭傷取穴2

【處方】下焦區。

【配穴】病在少陽加膽區，痛在陽明加胃區，痛在太陽加膀胱區，痛在太陰加脾區，痛在少陰加腎區，痛在厥陰加肝區。

6. 推拿療法

【處方】承山、崑崙、足三里、太谿、懸鐘、解谿等穴。

【主要手法】新傷的患者，宜採用點穴法、搖法、拔伸法、捋順等手法。陳舊性傷患者，宜採用分筋法、按揉法、捻散法及搖法。

五、按語

踝關節扭挫傷是因踝部筋脈的損傷而致局部氣血錯亂離經，所以治療宜活血化瘀、消腫止痛。

利用刺血療法配以毫針，可以有效地改善緩解病情。刺血療法能使離經之血排出體外，祛瘀生新，能使受損的筋脈儘快修復，改善局部氣血，疼痛的症狀也就能夠迅速地緩解。

毫針刺之，則能使經脈氣血通暢，加速組織休息。筆者在臨床常常相互為用，一般針之即效。

針刺治療踝關節的損傷效果理想，但在治療時必須排除骨折、脫位、肌腱或韌帶斷裂等情況。損傷後的早期（24小時內）不可熱敷，包括行火針、灸療、TDP照射，在24小時後給予上述療法，早期應給予冷敷以止血。受傷後應限制扭傷局部的活動，避免加重損傷。

運動要適度，避免再度扭傷。局部要注意防寒保暖，避免風寒濕邪的侵襲。

六、臨床驗案

病例：

田某，女，34歲，昨日因下樓梯時不慎扭傷右外踝，當即局部青紫腫脹，疼痛難忍，在家行其他療法治療，效未顯，故來診。

檢查右踝關節瘀紫腫脹，足不能履地，觸診未見骨折與脫位，在申脈穴周圍壓痛明顯。

診斷：右踝關節扭傷。

治療：

（1）用一次性無菌注射針頭於疼痛腫脹最明顯處點刺放血，並加拔火罐10分鐘，以盡出紫黑色瘀血，當取罐後腫脹及疼痛均有所改善。

（2）於左側的養老穴處痛點針刺，並加左側的外關穴，當針刺得氣後，並囑患者逐漸活動患處，留針20分鐘。隔日治療1次，經上述治療3次而癒。

第二十節　足跟痛

一、概 述

足跟痛是指跟骨蹠面的疼痛症狀表現，多由外傷、勞損、足跟部某種疾病引起的足跟部周圍疼痛疾病，又被稱為跟痛症。多發生於中老年人，肥胖者發病率高於體重正常者，多為一側發病，也可兩側同時發病。中醫有虛實兩類之分。虛證多是因年老體弱或久病臥床，腎氣虛衰，骨痿筋馳而病；實證足跟痛，多因長時間的走路，體重負擔過重、穿鞋不適以及足跟痛被硬物硌傷所致。在臨床實際病患，往往兩者兼而有之，由於內因的下降，有了損傷的外因，故致本病的發生。

足跟痛的發生常見於西醫學中的跟腱止點滑囊炎、跟骨下脂肪墊炎、跟骨骨骺炎、蹠筋膜炎及跟骨骨刺等相關疾病。

本病目前缺少特效療法，臨床治療常較困難，針灸治療足跟痛的系列病症有很好的治療作用，療效可靠，是治療本病值得推廣運用的有效之法。

二、病因病機

【病因】腎氣虧虛、外傷勞損、外邪侵襲。

【病機】虛證則因腎氣虧虛、骨失滋養而致不榮則痛。實證則因脈絡受損，氣血阻滯而致不通則痛。

【病位】足跟筋脈。主要與足少陰腎經、陰陽蹻脈聯繫密切。

三、臨床表現

主要表現為站立或走路時足跟及足底疼痛，不敢著地。疼痛可向前擴散到前足掌，運動及行走後疼痛加重，休息減輕。檢查可見足跟部輕微腫脹，壓痛明顯。根據壓痛點可以確定病變部位。蹠筋膜炎和跟骨刺壓痛點多在跟骨結節前方，脂肪墊損傷與跟骨下滑囊炎的壓痛點在足跟中部或稍偏向內側。

四、治療集驗

（一）基本治療

本病的取穴多以病位點與病性兩個方面相結合的方法選取穴位。

1. 當病痛點靠近足跟部內側邊緣時

【處方】常選取神門與照海。

【注釋】神門為對應取穴法的運用，照海為陰蹻脈之交會穴，陰蹻脈起源於足跟部內側，其穴又處於局部，直接疏調局部之氣血。

2. 當病痛點靠近足跟部外側邊緣時

【處方】常選取養老與申脈。

【注釋】養老穴為對應取穴法的運用，申脈為陽蹻脈之交會穴，陽蹻脈起源於足跟部外側，其穴也近於患處，直接疏調局部之氣血。

3. 當病痛點處於足跟部正中央時

【處方】常選取大陵與懸鐘。

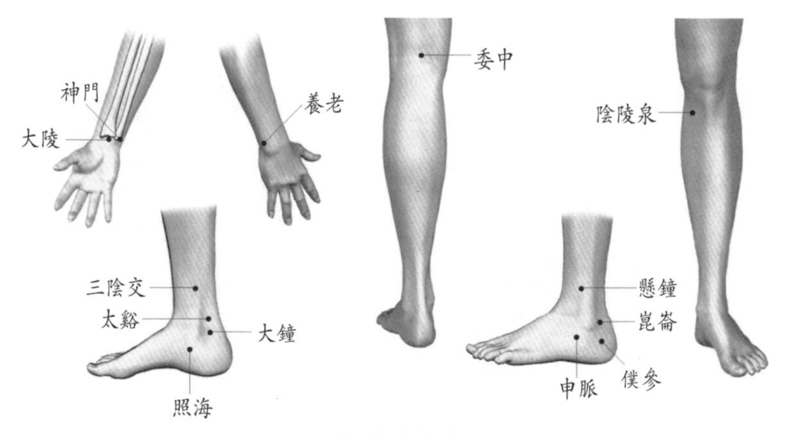

足跟痛取穴1

【注釋】大陵穴為對應取穴法的原理運用，懸鐘為八會之髓會，既可補髓壯骨，又能通經活絡。

4. 不管疼痛點處於何具體部位，只要疼痛在足跟部均可取用

【處方】足跟痛點或下關穴，也可以取用五虎四、五虎五。

【注釋】足跟痛點、下關穴均為經驗效穴。足跟痛點正確取穴法應在大陵穴與勞宮穴連線的壓痛點上。五虎四、五虎五是董氏穴位，本穴組在手大指掌面第一節外側（橈側），每二分一穴，自上而下共分為5穴，5穴各有所用，五虎一治療手指痛，五虎三治療足趾痛，五虎二加強五虎一與五虎三的效果，五虎四治療足背痛，五虎五治療足跟痛。五穴合用可治療全身骨腫、類風濕關節炎等病。

5. 虛性足跟痛常配用

【處方】太谿或大鐘。

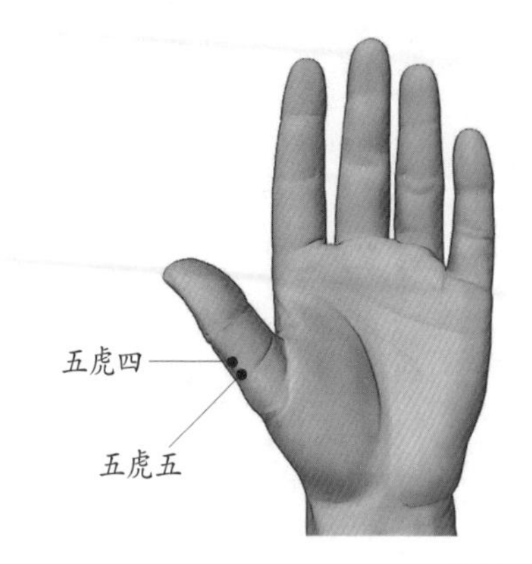

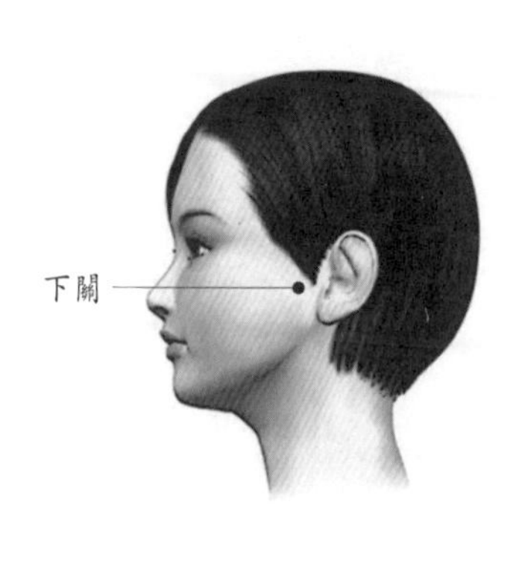

足跟痛取穴2

【注釋】太谿與大鐘均為足少陰腎經之穴，其用有三個方面的作用原理。一是足少陰腎經「別入跟中」；二是腎主骨；三是其穴均處於足跟部周圍，所以用之自然效佳。

以上穴位的取用，先取遠端穴位，針刺得氣後，囑患者逐漸用力跺腳運動，若病情明顯緩解，留針觀察，若療效不理想，再配用相關局部穴位。

（二）其他療法

1. 刺血療法

【處方】阿是點、委中。

【注釋】委中穴選擇周圍的瘀絡刺之。實證出血量宜多，虛證出血量宜少。

2. 火針療法

【處方】阿是點。

【操作方法】常規消毒，選用中等粗細火針燒至通紅後以極快的速度刺入穴位，深度根據肌肉的厚度而定，一般深約0.3～0.5寸，迅速出針。

【注釋】火針治療本病療效較為滿意，足跟痛症為經筋病，《靈樞・經筋》載：「治在燔針劫刺，以知為數，以痛為輸。」用火針刺其阿是穴乃是正治之法。火針能增加陽氣，氣血和調，則能濡養筋骨，使凝聚之氣血得散，經絡得通。

3. 浮針療法

【操作方法】當痛點在內側及跟底時，從小腿內側進針，進針點在內踝與跟腱之間偏上；痛點在外側及跟底時，可從小腿外側進針，針尖向下；痛點在跟骨後緣時（跟腱損傷疼痛時）從小腿後側、跟腱上緣向下進針，進針點的位置可稍偏高，避免針尖刺激跟骨及骨膜而引起疼痛或出血。

【注釋】浮針療法對本病有很好的治療效果，既能立時止痛，也能得以根治，是治療本病的一種有效方法。

4. 耳針療法

【處方】取足跟、腎、神門、皮質下等穴。

【操作方法】毫針刺入，快速捻轉，留針0.5～1小時，必要時可埋針，輕者可用王不留行貼壓。

【注釋】耳針治療本病也較為滿意，尤其對虛性足跟痛效果好，但需要一定時間的治療或配合其他方法綜合治療。

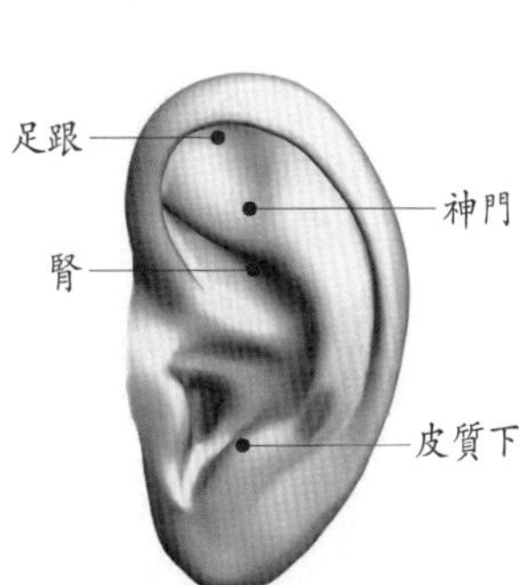

足跟痛取穴3

5. 小針刀療法

【操作方法】首先找好最明顯

的壓痛點，做好標記，常規消毒，局部麻醉，然後用小針刀與足縱軸方向一致，垂直刺入達跟骨表面後稍退針約0.5公分，先縱行切割數刀，然後再橫向剝離幾下出針，創可貼覆蓋，一次若不癒，5日後再行治療。

6. 推拿療法

【處方】三陰交、陰陵泉、太谿、照海、然谷、崑崙、僕參以及患部周圍。

【主要手法】點法、按法、壓法、揉捻法等。

7. 隔薑灸法

【處方】阿是點、太谿、崑崙。

【操作方法】在上述穴位上放置鮮薑片，用艾炷隔薑灸，每次灸3～5壯，每日或隔日1次。

8. 中藥外洗法

可用相關的中藥泡洗患足，常取用威靈仙、透骨草、蘇木、夏枯草等，煎熬後加用適量的食醋趁溫熱薰洗患足跟部20～30分鐘，每日1次。

五、按 語

西醫治療本病多較棘手，用針刺治療多有良效，往往多能立起沉疴，尤其是毫針療法、火針療法、浮針療法作用優異，筆者在臨床常以此三法而用。

本病從病性而論多從腎虛而治，一是足少陰腎經「別入跟中」，又因腎主骨。早在《雜病源候論》中述：「夫勞傷之人，腎氣虛損，而腎主腰腳。」故臨床常配用腎經的相關穴位。為達到有效的遠期治療，在治療期間，或治癒後的短時間，應注意休息，減少長時間的站立和運動，平時宜穿軟底鞋，或在患足鞋內放置軟綿墊。體重過於肥胖者，應積極減肥，減輕足跟的負重力。

六、臨床驗案

病例1：

鞠某，女，51歲，雙側足底疼痛1年餘，當走路過多時或不小心被硬物硌到時即疼痛難忍，當休息後疼痛有所緩解，曾就診於多家醫療機構，行X光片檢查，確診為跟骨骨刺，曾給予封閉、口服藥物治療（藥名不詳）等，未見明顯好轉，病情時輕時重，近1個月來，因上山幹農活，疼痛明顯加重，走路困難，故來診。

檢查見足跟部整個部位壓痛，並有輕微腫脹。診為足跟痛（跟骨骨刺）。

治療：

（1）先於局部找到幾個最痛點，用火針刺之，每隔2日1次。

（2）取足跟痛點、下關穴，針刺得氣後囑患者配合足跟部的跺腳運動，然後加用太谿。

用以上方法治療7日後，疼痛明顯緩解，又繼續治療5日後症狀基本消失。3個月後又介紹一名同病患者來診，訴之足跟痛已痊癒，未再復發。

病例2：

唐某，男，44歲，右側足跟痛20餘天，在某院就診，行X光檢查，未發現明顯異常，曾口服芬必得、活血類中成藥治療，療效不佳，經他人介紹來診。檢查：右側跟腱壓痛（+），局部無紅腫。診斷為足跟痛。

治療：

（1）局部火針治療（每週2次）。

（2）配用浮針療法，從上向下方跟腱壓痛點直刺。壓痛消失，行走如常。用火針治療2次，1次浮針療法而癒。

第二十一節　不寧腿綜合徵

一、概 述

不寧腿綜合徵又稱不安腿綜合徵。臨床相關治療資料較少，尤其是針灸方面的治驗更少。透過長期的臨床觀察，本病在臨床中並不少見，往往多被誤診或忽視。目前對本病的病因和發病機理均不十分明瞭，治療較為棘手，藥物治療多以鎮靜類為主，但副作用明顯而且療效不確切，對於其他療法尚無理想的報導。

筆者透過長期的針灸臨床觀察，療效較為滿意，有必要進一步加以研究及推廣運用。

本病以青中年人發病為多，男女均可患病，但以女性為多。其發生多因機體氣血虧虛，或感受寒濕而致本病的發生。屬於中醫「血痹」範疇。

二、病因病機

【**病因**】氣血不足，肝腎虧虛，感受風、寒、濕、熱之邪。

【**病機**】邪氣羈留，瘀滯絡脈，陰血虧虛，經絡肌膚失養。

【病位點】下肢部經絡。

三、臨床表現

主要表現為下肢部位的不適症狀。可有下肢針刺樣或蟲爬、蟻行感的異常和不安寧。一般先發生於一側，以後會逐漸波及另一側。症狀的出現多在休息、久坐時，尤以夜間臥床後明顯，嚴重者需改變體位、站起、甚或下床行走等動作得以緩解。久病患者常造成焦慮、緊張、失眠等精神症狀，此時往往易診為精神類疾病，造成誤診。實驗室檢查多無異常發現。

四、臨床治療集驗

(一)基本治療

【處方】中脘（加灸）、氣海（加灸）、合谷、承山、足三里、陽陵泉、豐隆、血海。

【注釋】中脘、氣海針加灸，或只用灸法，具有健脾胃調氣血、溫養四肢之功；合谷大腸之原穴，取之則能鎮痛解痙、疏經活血，起到下病上治的作用；承山穴是足太陽經之穴，太陽主表，以祛表之寒邪，同時疏通局部經氣以通治痛；足三里、豐隆均為足陽明胃經之穴，陽明經多氣多血，氣血雙補，二穴均處於病變周圍，用

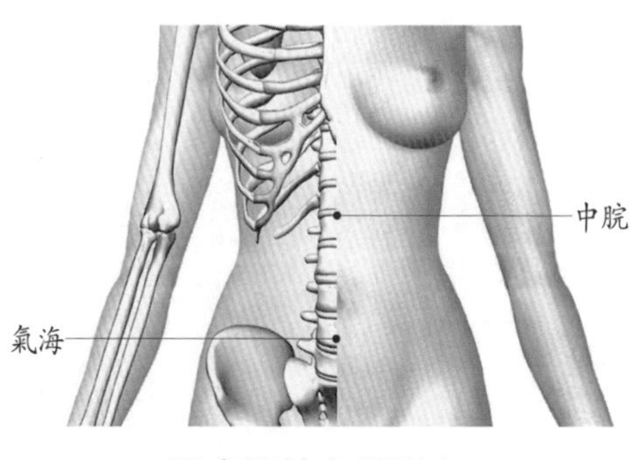

不寧腿綜合徵取穴1

之既可以調理陽明經之氣血，又能疏調局部氣血；陽陵泉是筋會，用之可舒筋通絡；血海活血行血，歸屬於脾經，脾能主四肢肌肉。

（二）其他療法

1. 刺血療法

【處方】委中、足三里、豐隆、膈俞、腰陽關。

【注釋】委中、豐隆要在穴區周圍尋找瘀絡點刺，其周圍瘀絡均給予點刺。膈俞、腰陽關以穴位點點刺。出血量根據患者的體質、年齡、病情而定。一般出血量在50～100毫升左右，血止後加拔火罐10分鐘左右。一般7～15天刺血1次，根據出血量以及治療狀況而定。

2. 火針療法

【處方】陰市、血海、足三里、陽陵泉、豐隆、承山。

【注釋】選擇中粗火針，將針尖和針身燒紅透亮，深度根據肌肉厚度而定，點刺不留針。

每3日治療1次，5次為1個療程。不癒者，經休息1

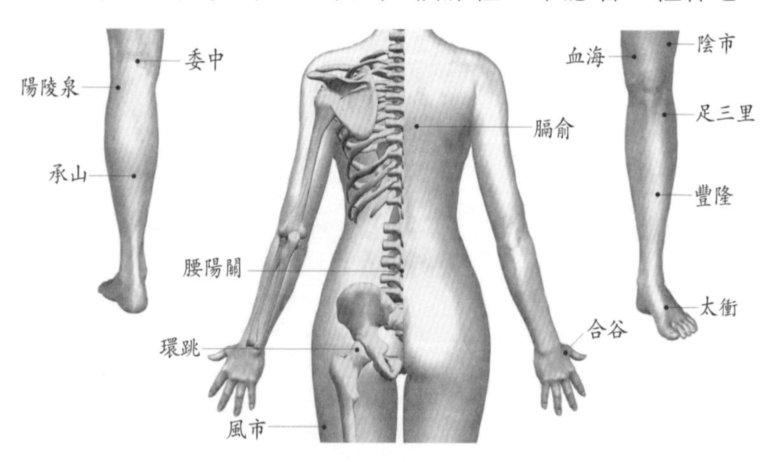

不寧腿綜合徵取穴2

週後再行下一個療程的治療。

3. 電針療法

【處方】病變處周圍選取穴位。

【注釋】針刺後選2～3對加電針儀，用斷續波中強度刺激，刺激量逐漸加重。每次20～30分鐘。

4. 推拿療法

【常用穴位及部位】環跳、風市、陽陵泉、委中、承山以及臀部、下肢等。

【操作方法】多施以輕柔手法，以點發、揉法、按法、拍法常用。

五、按語

本病臨床報導較少，對本病認識尚不足，往往造成誤診、漏診的現象，使患者忍受長期的病痛。由長期的臨床觀察，發現本病並不少見，透過針刺治療多能獲得顯著療效，因此加強在針灸臨床中的重視實屬必要。

本病典型特點是白天常無症狀，傍晚安靜或臥床後明顯。主要表現為下肢沉重不適、有特殊感覺（蟲爬、蟻行）為主要特徵。

臨床宜於其他器質性病變相鑒別，如靜脈炎、坐骨神經痛等病，透過相關的檢查可以鑒別排除，本病實驗室檢查多正常。

患者病情明顯時應注意休息，抬高患肢，以利於血液循環。少食高脂肪類食物，多食新鮮蔬菜水果，力戒菸酒，平時注意勞逸適度，尤其注意不可過度熬夜，保持樂觀的心態，消除悲觀的思想。

六、臨床驗案

病例：

婁某，女，36歲。夜臥後雙腿酸重不適3年餘。患者產後3個月出現雙小腿酸脹不適，尤以夜臥後即出現難以忍受的異常感覺，嚴重時需捶打敲擊，或下床行走才能得以緩解，並影響睡眠休息。經多方治療效果不佳，近2個月症狀漸重，甚苦惱。

查體：四肢各關節無紅腫，功能活動正常，實驗室檢查正常。脈浮，舌質紅，苔白厚膩。

治療：

（1）**刺血治療**

【**處方**】膈俞、腰陽關、委中、足三里。

【**操作**】分別點刺以上穴位，總出血量在30毫升左右，1週後行第2次刺血治療，治療2次。

（2）**毫針治療**

【**處方**】中脘、氣海、足三里、血海、合谷、太衝。

【**操作**】每次留針30分鐘，隔日治療1次，治療10次。

以上述治療方案處理，刺血治療2次，毫針治療10次而癒，隨訪半年未復發。

第二十二節　血栓閉塞性脈管炎

一、概 述

血栓閉塞性脈管炎是我國慢性周圍血管疾病中最常見

的病種。這是一種周圍血管的慢性閉塞性炎症疾病，伴有繼發性神經改變，主要發於四肢的中、小動脈和靜脈，以下肢尤為多見。臨床特點為患肢缺血、疼痛、間歇性跛行、受累的動脈搏動減弱或消失，伴有游走性血栓性淺表靜脈炎，嚴重者可有肢端潰瘍或壞死。

本病病因還不完全明確，可能與長期吸菸、寒冷潮濕、自體損傷或因遺傳、內分泌紊亂等因素有關。多發生於重體力勞動者，北方較南方發病高，男性高於女性，男女比例約為29：1，發病年齡以青中年為多。

本病在中醫文獻中記述甚早，屬於中醫中「脫疽」、「脫骨疽」的範疇。

二、病因病機

【病因】素體脾腎陽虛，寒濕侵襲，或因嗜食菸酒辛辣厚味。

【病機】氣血凝滯，經脈閉塞。

【病位】四肢中、小動靜脈，尤其是下肢。

三、臨床表現

本病多在寒冷季節發病，病程長而反覆。病變常從下肢趾端開始，以後逐漸向足部和小腿發展（單獨發生於上肢者極少見）。

本病的症狀輕重相差很大，臨床根據疾病的發展過程可分為三期。一期為局部缺血期；二期為營養障礙期；三期為壞死期。每期的發展則是病情逐漸加重的過程。其主要症狀表現為患肢發涼蒼白，麻木怕冷，間歇性跛行，靜息性疼痛，肢體壞疽，受累肢體動脈搏動減弱或消失。

臨床可以藉助實驗室相關檢查，多普勒超聲血管測定或血流測定、小腿阻抗式血流圖、甲皺微循環檢查、血液流變學及動脈造影等相關檢查。

四、臨床治療集驗

（一）基本治療

【處方】

下肢：秩邊、足三里、血海、三陰交。

上肢：極泉、手三里、外關。

【配穴】陽虛寒阻型配脾俞、腎俞、氣海，並加用灸法；血瘀鬱熱型配合谷、血海、歷兌；陰虛濕阻型配豐隆、陰陵泉。

【注釋】秩邊宜深刺，可刺至3～5寸深，針感宜放射至足趾為宜，可不留針；足三里、三陰交以局部產生酸脹感即可；極泉、手三里、外關以放射至手指尖為宜。每日1次，10次為1個療程。

在治療時應重視辨證分型，陽虛寒阻者宜溫腎補脾為主；血瘀鬱熱型當以清熱通絡為主；陰虛濕阻型當以養陰祛濕為主。

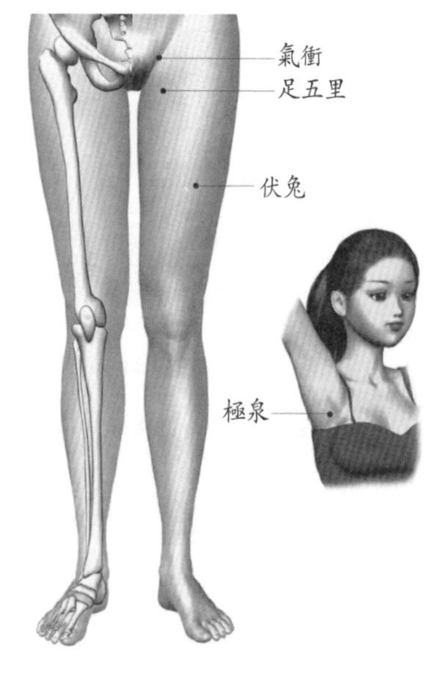

血栓閉塞性脈管炎取穴1

（二）其他療法

1. 刺血療法

【處方】

下肢：委中、解谿、三焦俞、腎俞、阿是穴。

上肢：曲澤、陽池、大椎、肺俞、阿是穴。

【注釋】出血量根據患者的體質、病情的輕重決定總出血量，一般宜在50～100毫升左右，點刺後加拔火罐，每10～20日刺血1次。

2. 火針療法

【處方】太淵、氣衝、血海、足三里、阿是穴。

【配穴】陽虛寒阻型配命門、關元、陰陵泉；血瘀鬱

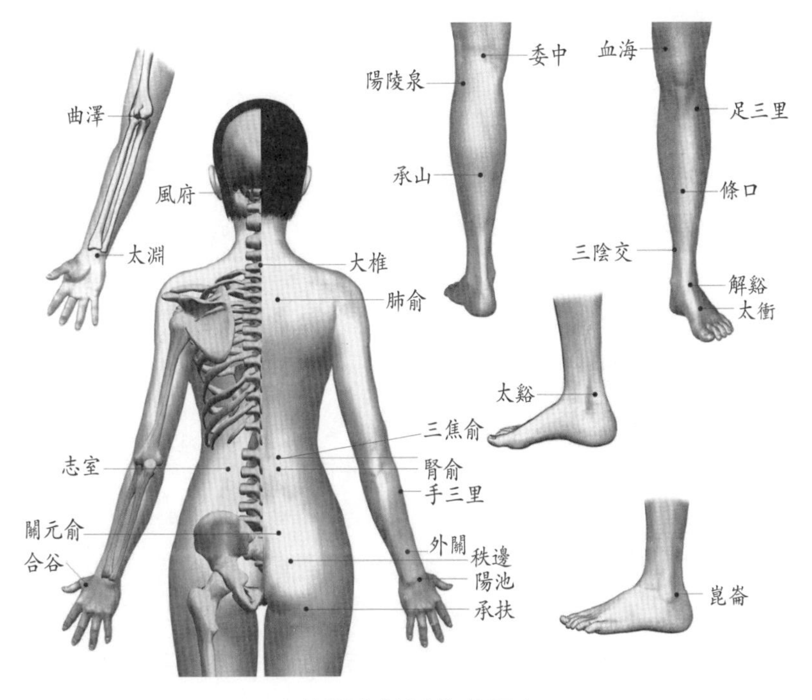

血栓閉塞性脈管炎取穴2

阻型配血海、膈俞；陰虛濕阻型配陰陵泉、三陰交、氣海。

【注釋】以中粗火針快速點刺，不留針，根據針刺部位決定針刺深度。用火針治療本病，一是可以藉助火針的溫通之力，散寒通絡而止痛；二是可激發局部經氣，肢體局部可得到榮養，減輕或消除疼痛。

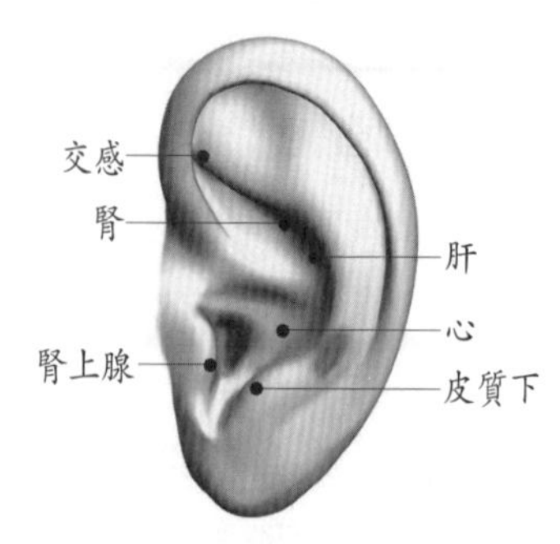

血栓閉塞性脈管炎取穴3

3. 耳針療法

【處方】心、肝、腎、交感、腎上腺、皮質下、肢體相應點。

【注釋】每次根據情況選3～5個穴，毫針強刺激。

4. 推拿療法

【常用穴位及部位】大椎、腎俞、志室、風府、承扶、崑崙、伏兔、足三里、委中、承山、陽陵泉、三陰交以及背部的督脈、足太陽經。

【主要手法】推法、揉法、涅法、掐法、拿法、滾法。

5. 中藥薰洗

【處方】麻黃、桂枝各10克，細辛5克，川椒、牛膝、紅花各10克，丹參30克，伸筋草20克，乳香、沒藥各6克。

【注釋】早中期患者可配合相關的中藥薰洗及中藥外敷，可有一定的療效。將上藥煎湯趁熱薰洗患肢，每日1次。但有靜息痛明顯者，在薰洗時，藥湯不宜過熱，以免加重局部缺血。

6. 外敷療法

濕性壞疽，可外敷生肌止痛膏祛腐生新。

乾性壞疽，可外敷黃酊濕敷活血止痛。

五、按 語

本病在中國醫學中記述甚早，在《內經》中已有相關記述，如《靈樞・癰疽》中載有：「發於足趾，名脫疽，其狀赤黑，死不治；不赤黑，不死。治之不衰，急斬之，不則死矣。」這些敘述就是對本病言簡意賅的總結。由此可見，中醫學對本病已積累了豐富的經驗，臨床治療若能針藥並用，則能取得滿意的療效。

筆者在臨床中曾以針灸為主法治療數例相關患者，療效滿意。在治療過程中和病情控制後絕對禁止吸菸，少食辛辣之品，避免外傷破損，平時注意清潔衛生，注意防寒保暖，積極防治足癬。

若靜息痛明顯者，忌溫水浸泡，以免加重局部缺血；發病後要注意休息，不可過度疲勞，節制性生活。在生活中調暢情緒，樹立戰勝疾病的信心。

六、臨床驗案

病例：

白某，男，34歲。右足及小腿酸脹疼痛，伴間歇性跛行2年餘。患者於2年前冬季漸出現右足疼痛、麻木、足趾發涼，當遇冷時足部皮膚蒼白。夜間休息時疼痛加重，並漸出現跛行。曾到多家醫院就診，診為脈管炎，經治療效欠佳，病情又加重之趨勢。

檢查：右足膚色紅紫，足背動脈搏動微弱，右拇趾腫脹，色暗紫。右小腿腓腸肌萎縮，跛足行走。舌質淡，苔膩微黃，脈細弦。診為：血栓閉塞性脈管炎。

治療：

（1）**刺血治療**

【**處方**】委中、解谿、太衝、關元俞。

【**操作**】每次出血量在50～70毫升左右，每10日刺血治療1次，共刺血3次。

（2）**火針療法**

【**處方**】氣衝、足五里、血海、足三里、條口、解谿。

【**操作**】用上述穴位點刺，每3日治療1次，共治療8次。

（3）**毫針治療**

【**處方**】秩邊、足三里、血海、承山、解谿。

【**操作**】以上述穴位為主穴，根據變化情況適當調配相關穴位，隔日1次治療，共治療20次。

上述3種方法相結合治療，諸症消失，臨床痊癒。

第二十三節　多發性神經炎

一、概 述

多發性神經炎又稱周圍神經炎或末梢神經炎。是由於感染後變態反應、中毒、代謝或內分泌功能失調、營養障礙、結締組織病變等因素引起的周圍神經的對稱性損害。主要表現為四肢遠端對稱性感覺運動和自主神經功能障礙。任何年齡均可發病，尤以青壯年為多。

根據臨床表現的不同，本病屬於中醫「痿證」、「痹症」範疇。中醫學認為本病的發生為風寒濕邪乘虛侵入體內，流竄經絡；或有臟腑瘀熱，灼傷津液，或因濕熱阻於陽明，胃津不足，致使皮毛、肌肉、筋骨無以所養而病。

本病病因非常複雜，因不同的病因其預後相差很大，故針刺治療時應配合病因施治尤為重要。

二、病因病機

【病因】脾胃損傷，飲食毒物所傷，邪熱內侵。

【病機】筋脈損傷致氣血瘀滯，筋脈失於滋養。

【病位】四肢末端。

三、臨床表現

多發性神經炎病因複雜，臨床表現而與不同的病因表現出各種不同的症狀，但其主要的臨床症狀有共同的特徵。一般表現為四肢遠端對稱性的感覺、運動及自主神經功能障礙，感覺障礙多為肢體遠端的麻木、刺痛、燒灼感。部分患者可僅有上肢或僅有下肢的發病，常有感覺異常或感覺過敏，進而可有痛、溫觸覺的減退。部分病人的感覺異常局限在肢端，常呈手套和短襪型分佈。病變區常有壓痛。

運動障礙表現為輕重不等的肢體遠端肌力減退，嚴重時可影響肢體近端。肌張力減低，腱反射減低或消失。可出現肌肉萎縮，重時上、下肢肌肉均有明顯萎縮，並出現腕、足下垂。肢體遠端皮膚光滑菲薄或乾燥起裂，指、趾甲鬆脆，出汗過多或無汗等神經營養障礙。

臨床可以藉助相關的輔助檢查，常用的有肌電圖、神經傳導速度檢查和神經活檢。

四、臨床治療集驗

（一）基本治療

【處方】

上肢：曲池、手三里、外關、合谷、陽池、八邪。

下肢：足三里、陽陵泉、懸鐘、解谿、八風。

【配穴】肺胃熱盛配尺澤、內庭；濕熱盛者配陰陵泉、三陰交；脾胃虛弱配中脘、公孫。

【注釋】足三里、陽陵泉、曲池、手三里均深刺，用

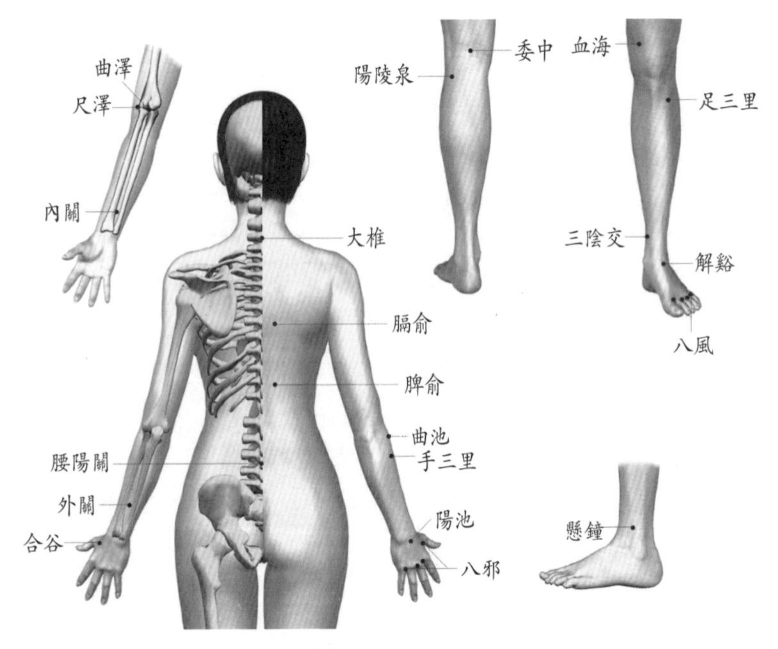

多發性神經炎取穴1

提插撚轉手法，使針感向末端放射；八邪、八風針刺0.3～0.5寸，用撚轉手法；懸鐘、外關透刺至對側皮下，使用撚轉手法。

本病屬於中醫「痿證」範圍，根據「治痿獨取陽明」之原則，故以手足陽明經的穴位為主。配三焦經的外關、陽池，以理氣通經；八會之筋會陽陵泉舒筋通絡；八邪、八風乃以局部穴為用，調理局部之氣血。

（二）其他療法

1. 刺血療法

【處方】大椎、曲澤、腰陽關、委中。

【配穴】上肢配尺澤、陽池、八邪。下肢配足三里、腰陽關、委中。

【注釋】雙側取穴，穴位周圍瘀絡點刺，每次總出血量控制在30～100毫升左右，若能拔罐的穴區加拔火罐10分鐘，根據體質與出血量每10～20日刺血治療1次。

刺血治療本病則有通經活絡，活血化瘀之效，使經脈通暢，氣血復常，症狀自消。

2. 腹針療法

【處方】引氣歸元（中脘、下脘、氣海、關元），腹四關（雙滑肉門、雙外陵）。

【配穴】上肢疾患配商曲，上風濕點（位於滑肉門外5分，上5分），上風濕外點（位

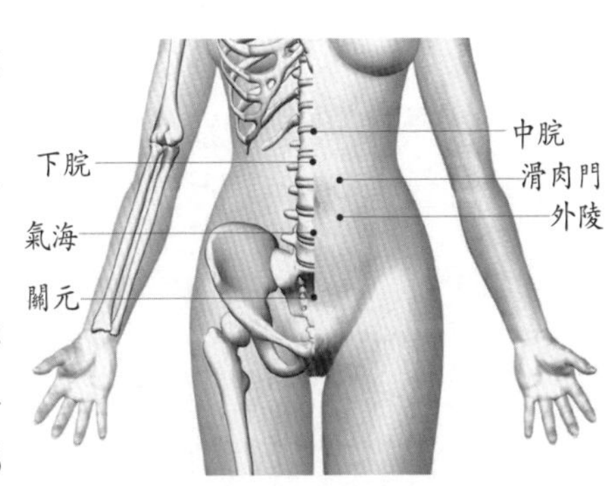

多發性神經炎取穴2

於滑肉門外1寸）。下肢疾患配氣旁；下風濕點（位於外陵下5分，外5分），下風濕下點（位於下風濕點下5分，外5分）。每日1次，15次為1個療程。

3. 皮膚針療法

【操作方法】以肢體遠端為主，配合背腰部夾脊穴，以及手足陽明經為主。每天叩打1～2次，每次5～10分鐘。

4. 推拿療法

【常用穴位及部位】膈俞、脾俞、曲池、曲澤、手三里、內關、外關、足三里、陽陵泉、血海、三陰交、懸鐘，以及手陽明經肘以下部、足陽明胃經膝以下部。

五、按語

本病的病因及症狀表現較複雜，因病因的不同，預後差異極大。中毒性者如早期發現，及時採取相應的措施阻止毒物進入體內，並使用有效的解毒劑，症狀一般在數週內消失。營養缺乏及代謝障礙引起者，應積極治療原發病，隨著原發病的控制而症狀減輕。

某些腫瘤併發的多發性神經炎，可因原發腫瘤切除或抑制而緩解。軸突變性較重時，常需數月至1年甚至更久。若當一些原發病不能得到有效的控制，或中毒原因不祛除，預後欠佳。

在治療時除了重視病因治療，對於日常護理也非常重要。飲食易於消化並富有營養。注意癱瘓病人的翻身以防止產生褥瘡。癱瘓肢體應進行被動運動，使各關節保持充分的活動度，防止攣縮和畸形，促進神經功能早日恢復。

對病變廣泛、進展較快的患者應警惕發生呼吸機麻痺的可能，避免危險性的發生。

如果能夠有效地針對病因處理，再結合針刺治療，透過臨床治療效果來看，療效多數較為滿意。對本病的針刺治療運用尚待進一步的研究與推廣。

六、臨床驗案

病例：

楊某，男，38歲。患者1個月前因胃潰瘍服用呋喃唑酮過量後出現手足麻木，有蟻行感，呈手套和襪型分佈感覺障礙，雙手不能負重，雙足不敢著地。曾在多家醫院就診，診斷為多發性神經炎。檢查：四肢肌張力減退，肌肉無萎縮，手、足膚色發紺腫脹明顯，皮下靜脈擴張並呈青藍色。肌電圖示：神經根病變。

治療：

（1）刺血治療

【處方】曲澤、委中、足三里及手足末端（交替用穴）。

【操作】用上述穴位刺血，第1次出血60毫升左右，分別於第10日、20日後行第2次及第3次刺血，出血量50毫升左右。

（2）毫針治療

【處方】足三里、陽陵泉、懸鐘、外關、曲池、合谷、解谿。

【操作】用上穴為主穴，根據情況有時適當調整穴位。隔日1次治療，共治療24次而癒。

第二十四節　風濕性關節炎

一、概 述

風濕性關節炎是風濕熱的一種表現，是一種與A組溶血性鏈球菌感染有關的變態反應性疾病，病變主要累及全身結締組織，最常侵犯心臟、關節和血管。但鏈球菌並不是直接引起風濕病原體，而僅是使機體發生變態反應的根源，中樞神經系統的功能障礙，寒冷、潮濕等均可促使發生本病。

發病季節以寒冬、早春居多，以寒冷潮濕地區發病為多。現在因生活水準的提高，抗生素的廣泛應用，急性風濕熱已較少見，但風濕性關節炎發病依然較高。本病任何年齡均可發生，但以兒童、青中年發病為多。風濕性關節炎屬於中醫的「痹證」範疇，是針灸臨床常見病種，並且也是針灸治療的優勢病種。

二、病因病機

【病因】素體虛弱，腠理空疏，衛外不固，邪氣乘虛入侵。

【病機】風寒濕邪浸淫肌膚，流注經絡，內著關節而致。

【病位】機體各關節（尤其是大關節部位）筋脈。

三、臨床表現

本病主要表現為游走性多關節的疼痛為主。尤其是急性期症狀表現突出。急性期患者呈多發性、游走性關節疼痛，以膝、踝、肩、腕、肘等大關節多見，可伴有紅腫熱痛等關節症狀。

急性期血沉增高，抗「O」常在500單位以上，抗鏈激酶常增高（80單位以上）。X光片多無明顯改變。急性期可見白細胞增高。

四、臨床治療集驗

（一）基本治療

【**處方**】曲池、外關、足三里、陽陵泉、陰陵泉。

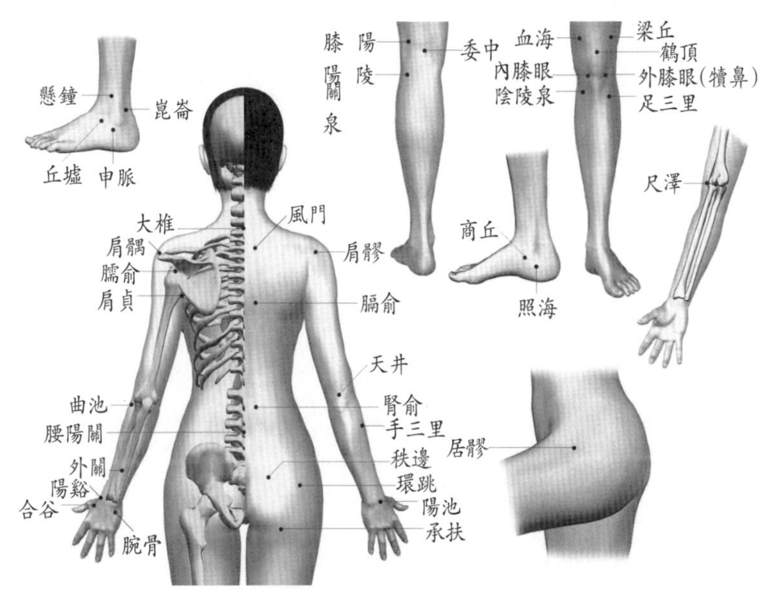

風濕性關節炎取穴1

【配穴】主要根據疼痛部位局部選穴。如肩背痛常配肩髃、肩井、大椎；肘關節痛配手三里、尺澤、天井等；腕關節痛常配陽谿、陽池等；髖關節痛常配環跳、承扶、髀關等；膝關節痛常配內外膝眼、鶴頂、膝陽關等；踝關節痛常配崑崙、申脈、解谿等。

【注釋】一般先針主穴，後針配穴，局部穴位常加用灸法，每次留針30～45分鐘，每10分鐘行針1次，每日1次，10次為1個療程。每療程間休息2～3天。

（二）其他療法

1. 刺血療法

【處方】大椎、尺澤、委中、阿是穴。

【注釋】主要以穴位周圍的瘀絡點刺放血，血止後加拔火罐，一般出血在50～100毫升之間。在急性期根據病情發展狀況和刺血量的多少4～7天刺血1次，病情緩解後可15日治療1次。

針刺放血以「通其經脈，調其氣血」，使氣血運行通暢，以達通則不痛的目的，而收到良好的效果。

2. 火針療法

【處方】阿是穴。

【注釋】選擇關節部位的痛點，根據針刺部位決定針刺深度，速進速出，一般每週治療2次。

風濕性關節炎，中醫學稱為「痹證」。《素問》中言：「所謂痹者，各以其時，重感於風寒濕之氣也。」「風寒濕三氣雜至，和而為痹。」用火針針之，有祛風、散寒、除濕、引熱的作用，以達到驅邪外出、扶正固本之效。體現了「寒則溫之，閉之通之」之治療原則。

3. 腹針療法

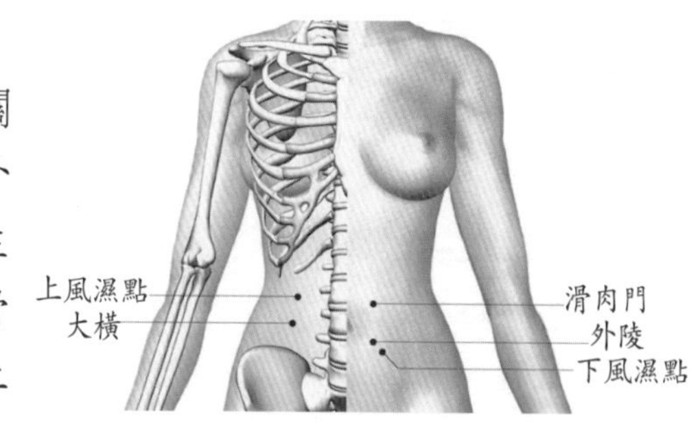

風濕性關節炎取穴2

【處方】腹四關（左右滑肉門、外陵）、大橫（左右）、上風濕點（滑肉門穴的外5分、上5分處）、下風濕點（外陵穴的外5分、下5分）。

【注釋】每次留針30分鐘，每日治療1次，一般10次為1個療程。

4. 蜂針療法

【處方】肩部取肩髃、肩髎、臑俞；腰部取陽池、外關、陽谿、腕骨；肘部取曲池、合谷、天井、外關、尺澤；髖部取環跳、居髎、懸鐘；股部取秩邊、承扶、陽陵泉；膝部取犢鼻、梁丘、陽陵泉、膝陽關；踝部取申脈、照海、崑崙、丘墟；著痹加足三里、陰陵泉、商丘；行痹加膈俞、風門、血海；痛痹加腎俞、關元。

每次選取疼痛部位及周圍3～5個穴，用蜂螫。7次為1個療程。

5. 基本推拿治療

【常用穴位及部位】肩髃、肩貞、肩髎、曲池、手三里、合谷，以及肩部、腕部、肘部、大腿前部及內外側部、膝踝部。

【主要手法】推法、滾法、捏拿法、捻揉法、搖肩法、搓法、擦法等。

五、按語

風濕性關節炎屬於中國醫學中痹病的範疇。《素問・痹論篇》載：「風寒濕三氣雜至，合而為痹也。」本病多因陽氣虛弱，衛外功能降低，被風寒濕邪侵襲皮肉筋骨，病邪留滯、閉阻經絡，氣血運行受阻而發為本病。

應當注意的是急性風濕熱是風濕病的主要表現形式，急性風濕熱多屬熱痹，此時應當清熱消腫為主；風濕性關節炎則應根據患者的具體表現分清主證。風痹者宜疏風通絡；寒痹者宜溫經散寒；濕痹者宜健脾祛濕為主。在治療時應當注意正確的分辨病情處於的病程階段，施以合理對證的處理。

本病的發生主要因素為A組溶血性鏈球菌感染，因此積極防止呼吸道感染，加強體育鍛鍊非常重要。經治療後的患者要正確的預防復發的可能性。

六、臨床驗案

病例：

田某，女，32歲。患者於雙膝關節、右肩關節及肘關節酸痛半年。肘關節屈伸不利，肩關節不能抬高和前後擺動，雙側膝關節活動疼痛，雙膝眼壓痛明顯，疼痛隨天氣變化而加重。曾於某院診斷為風濕性關節炎，給予相應的治療，效不佳，故來診。

治療：

（1）刺血治療

【處方】尺澤、委中、足三里、鶴頂。

【注釋】在上述穴位周圍的靜脈瘀絡點刺放血，血止後加拔火罐，每3～5日1次，共刺血治療3次。

（2）**火針治療**

【處方】肩髃、肩髎、曲池、內膝眼、外膝眼。

【注釋】在上述穴位常規火針刺，根據針刺部位決定針刺深度，每週治療2次，共治療4次。

（3）**毫針療法**

【處方】肩髃、曲池、外關、足三里、陽陵泉、陰陵泉。

【注釋】每日治療1次，每次30分鐘。連續治療12次症狀消失。

第二十五節　類風濕性關節炎

一、概 述

類風濕性關節炎又稱風濕樣關節炎，是一種以關節滑膜為特徵的慢性自身免疫性疾病。滑膜炎持久反覆發作，導致關節內軟骨和骨的破壞，關節腫脹、疼痛、功能障礙，嚴重者可致殘廢。本病可發生於任何年齡，以女性發病率高，是男性的3倍。

類風濕性關節炎屬於中醫「曆節風」、「痛痹」之範疇。類似的記載早在《內經》中已有記述，《素問・痹論》中云：「所謂痹者，各以其時，重感於風寒濕之氣也。」指出了風寒濕邪是本病的病因。

現代醫學在目前尚難以有效的解決，屬於頑固性疑難之疾，在臨床治療時需要多種方法相互為用，以提高臨床治療療效。針灸是非藥物治療最為滿意的一種方法，若能正確施治，可取得顯著的較好結果。

二、病因病機

【病因】素體虛弱，風寒濕之邪乘虛入侵。

【病機】外邪閉阻關節肌肉經絡，使氣血痹阻不通。

【病位】肢體各關節部位。尤其是小關節。

三、臨床表現

類風濕性關節炎病變部位常從手、足部小關節起病，早期受累關節出現疼痛、腫脹、關節壓痛、活動受限，以後漸發展為對稱性多關節炎。以晨起為劇，這一現象被稱為晨僵感，隨著活動會逐漸緩解。有少數患者可突然發病，先從大關節腫脹起始，然後再波及小關節。病程可呈發作與緩解交替進行，關節的受累從四肢遠端自近端發展，近端指間關節可呈菱形腫大。隨著病情的發展可累及頸椎關節、下頜關節、胸脅關節腫脹疼痛。本病的確診常需配合相關的實驗室檢查。

類風濕因子實驗陽性反應（滴度>1：30）。約80%的患者類風濕因子出現陽性，但類風濕因子陽性也並不僅見類風濕性關節炎。

抗「O」、血沉可以升高。血清免疫球蛋白升高率為50～60%，一般為IgG和IgM升高。

X光片可有關節骨質疏鬆、骨質侵蝕破壞、關節腔狹窄等改變。

四、臨床治療集驗

（一）基本治療

【處方】大椎、中脘、氣海、足三里、陽陵泉、血海、外關、曲池、合谷、五虎穴及相應關節局部穴位。

【配穴】寒濕凝滯、脾腎陽虛證配關元、脾俞、腎俞；痰凝互結實證配膈俞、豐隆；肝腎陰虛配肝俞、腎俞、太谿、曲泉；濕氣重者配陰陵泉。

【注釋】本病雖然表現在肢體關節的疼痛，但致病的根本因素在於機體本身抵抗力低下而引發，與整個機體功能狀態有著密切的關係，因此調整整個機體的功能狀態是治療本病的著眼點。

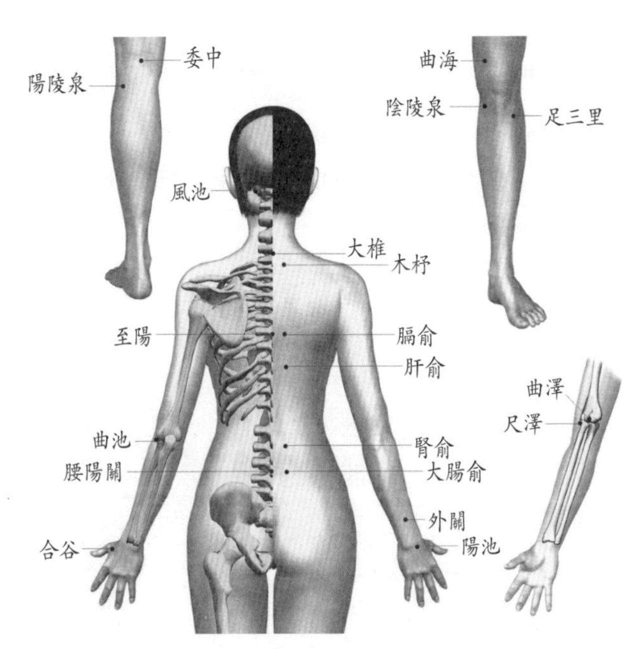

類風濕性關節炎取穴1

上述處方的核心思想有整體性治療作用，也就是從治本思想組方。再配合「以痛為輸」的治療原則，即在病變關節的局部或鄰近部位取穴以疏局部之氣血。二者相結合，達標本兼治之功。

因為本病累及全身的部位較多，病情頑固，所以，穴位相對較多，在臨證時應據患者的自身身體狀況以及就診時的病情狀態組方選穴，以達精穴疏針、療效可靠的治療效果。

（二）其他療法

1. 刺血療法

【處方】委中、足三里、曲澤、大椎、膈俞、腰陽關。

【配穴】踝關節痛配中封、丘墟；足背腫痛配太衝、陷谷；足趾疼痛配八風；膝關節腫痛配內、外膝眼；膝上腫痛配梁丘；膝內側痛配陰陵泉；膝外側腫痛配陽陵泉；髖關節腫痛配秩邊、髀關；腕關節腫痛配陽谿、陽池；肘外側痛配曲池；肘內側痛配少海；肩關節腫痛配肩髃、肩髎；掌指關節腫痛配八邪。

【操作】一般10～15天治療1次，若體質虛弱、出血量多、病情穩定者可20天治療1次。因本病頑固難癒，故刺血點較多、刺血量較多、刺血次數也多，但要控制好出血量，每次出血量要根據患者體質強弱、病情的輕重、治療的次數和治療的反應情況而定。

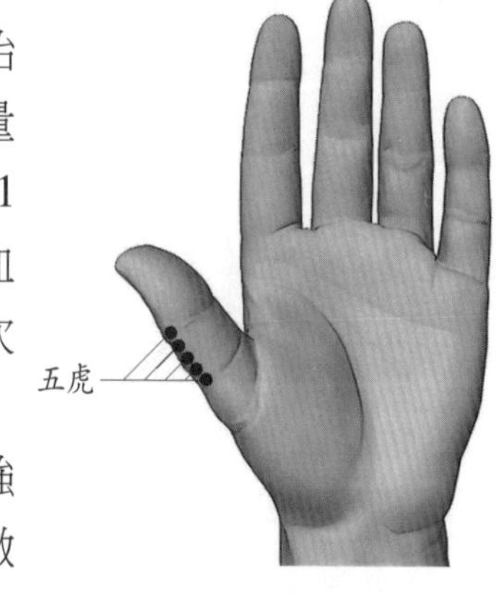

類風濕性關節炎取穴2

2. 火針療法

【處方】大椎、至陽、腰陽關、中脘、關元、氣海、阿是穴（各部位壓痛點）。

【注釋】首先在上述各固定穴位處火針，選用中粗火針每穴點刺一下，每週治療1次。然後再在各部位的壓痛點取穴。根據操作部位選擇合適的針具，採用速刺法，點刺不留針，疼痛嚴重的部位可刺3～5下，針刺深度根據穴位所處的部位而定。在針刺時要避開大血管、肌腱、韌帶。一般每週1～2次。火針點刺，使凝滯的寒邪得散，氣血經絡得通，疼痛自止。

3. 小針刀療法

【操作】四周各關節周圍有腫痛點，均可用小針刀治療，用小針刀沿肌腱神經血管平行進針，避開神經、血管，進行縱行和橫行鬆解剝離可止痛，並能使關節活動有改善作用。

4. 艾灸療法

【注釋】根據患者的具體病情與選擇的治療方法，配合不同的艾灸法，可用懸灸、直接灸、發泡灸、隔薑灸或溫針灸等。

5. 埋線療法

【處方】風池、大杼、肝俞、腎俞、大腸俞。每次根據情況選用2～4穴。

【配穴】中脘、關元、氣海、合谷、足三

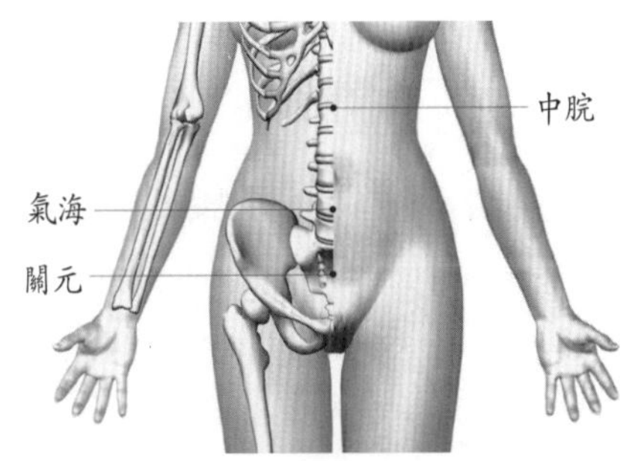

類風濕性關節炎取穴3

里、環跳、陰陵泉、陽陵泉、八風、八邪。根據情況每次選1～3穴。一般10～15日1次，5～10次為1個療程。

6. 天灸療法

【處方】阿是穴。

【配穴】行痹配膈俞、血海；著痹配陰陵泉、足三里；痛痹配腎俞、腰陽關。

【方藥】常用的有毛茛蕫灸、斑蝥灸、透骨草灸、白芥子灸、威靈仙灸等。

7. 長蛇灸療法

【注釋】具體用法見強直性脊柱炎章節。

由於本病頑固難癒，在臨床常需要幾種方法聯合運用。在臨床治療時不僅是上述這些方法，還常用到的有電針療法、耳針療法、紅外線、超短波、低頻磁療、蠟療、薰蒸等多種方法，根據病患實際情況靈活運用。

五、按語

類風濕性關節炎屬於中國醫學中痹病的範疇。《素問・痹論篇》載曰：「風、寒、濕三氣雜至，合而為痹也。其風氣勝者為行痹，寒氣勝者為痛痹，濕氣勝者為著痹也。」由此可見，本病是因風寒濕邪入侵機體，致使經脈瘀滯所造成。

本病在西醫學中尚無有效的理想方法，所用之藥副作用極大，療效也尚難以肯定，故西藥治療難以被患者接受。在中國醫學中，針灸治療記載頗多，並積累了豐富的經驗。如《醫學心悟》中言：「治行痹者，散風而兼補血，所謂治風先治血，血行風自滅也。」「治寒痹者，散寒而兼補火，所謂寒則凝滯，熱則流通，痛則不通，通則不痛也。」「治著痹者燥濕而兼補脾，蓋火旺則能勝濕，氣足自無頑麻也。」由此指出了對本病的治則，可以刺血、火針、艾灸等多種療法的施治。指導了本病的正確治療。

針灸結合其他相關療法，能夠有效地控制病情發展，可以獲得較佳的治療效果。但在針刺治療時一定重視整體性治療，絕不可僅著眼於患處，否則難以獲取根本的治療效果。在治療時，以整體選穴為主，與局部取穴相結合的原則，最終可獲得滿意的療效。

六、臨床驗案

病例：張某，女，47歲，周身關節疼痛6年餘。患者6年前因大汗後被雨水浸透全身，2週後出現了某些關節疼痛，未在意，疼痛越來越重，經治療後疼痛時輕時重。半年後指（趾）關節、腕關節、踝關節、膝關節均出現腫痛，行動困難。就診於多家醫療機構，均診為類風濕性關節炎，治療乏效，病情越來越重，經人介紹來診。

治療：

（1）刺血治療

【處方】大椎、膈俞、腰陽關、足三里、委中、曲澤、陰陵泉及各腫痛關節。

【操作】以上述穴位刺血治療，使總出血量在100毫升左右。於15天後行第2次治療。

【處方】腰陽關、膈俞、曲澤及各腫痛關節。

【操作】總出血量約80毫升。於20天後行第3次治療。

【處方】委中、尺澤、陽池及各腫痛關節部位。出血量約100毫升左右。以後又刺血治療2次。

（2）**火針治療**

【處方】中脘、大椎、至陽、腰陽關、曲池、合谷、八風、八邪及各腫痛點。

【操作】每3～5日治療1次，共治療20次。

（3）**艾灸療法**

【處方】中脘、氣海、足三里、命門。

【操作】以上諸穴均施以溫針灸，每穴3公分長的艾炷3壯，隔日1次，共灸治30次。

（4）**毫針治療**

【處方】中脘、氣海、脾俞、大椎、曲池、外關、合谷、足三里、陽陵泉、陰陵泉、懸鐘、解谿、五虎穴。

【操作】用以上穴位為治療之主穴，在臨床治療時根據患者的病情具體變化及時調加減相關穴位。共針刺治療40餘次。

透過以上方法的聯合治療，各症狀均消失，隨訪3年情況良好，無其他不適。

第二十六節　雷諾綜合徵

一、概 述

雷諾綜合徵以往被稱為雷諾病和雷諾現象，是血管神經功能紊亂所引起的肢端小動脈痙攣性疾病。以陣發性四肢肢端（主要是手指）對稱的間歇發白、發紺和潮紅為其臨床特點，常為情緒激動或受寒冷所致。因本病於1862年雷諾氏首先描述此病的一個臨床特徵，故被稱為雷諾綜合徵或雷諾氏綜合徵。

以往發病率低，目前本病較以往明顯增多，多發於女性，尤其是神經過敏者，男女比例為1：10。發病年齡多在20～40歲之間。在寒冷季節及情緒激動時發作加重。

中醫認為本病的發生為氣血失和之徵。寒邪客於脈中，致使氣血凝滯，血脈進行不暢，瘀滯不行，手指失於濡養發為本病。屬於中醫「四肢逆冷」範圍。

西醫治療本病多以擴血管藥物用之，但難以達到有效治療。針刺對本病可收到良好的療效，是值得深入研究與推廣運用的一種方法。

二、病因病機

【病因】素體陽虛、陽氣不足，感受寒邪致營衛不和，氣血運行不暢，四末失於溫陽。

【病機】氣血不足，寒凝脈絡，四末失養。

【病位】四肢末端筋脈。

三、臨床表現

本病起病緩慢，一般在受寒冷後，尤其是手指接觸低溫後發作，故以冬季明顯。發作時手指膚色發白，繼而發紺，首先從指尖開始，以後波及整個手指，甚至手掌。伴有局部冷、麻、針刺樣疼痛或其他異常感覺。受累手指往往兩手對稱，小指和無名指常最先受累，以後可逐漸波及其他手指，拇指較少累及，下肢發病更較少累及。在發作間歇期，除手足有寒冷感外多無其他症狀。

臨床多以相關激發試驗明確診斷。冷水試驗（將指或趾浸於4°C左右的冷水1分鐘，可激發發作）陽性。握拳試驗（兩手握拳1分半鐘後，在彎曲狀態下鬆開手指，也可出現相關症狀表現）陽性。也可將手浸泡在10～15°C水中，全身暴露於寒冷的環境中更易激發相關症狀出現。

四、臨床治療集驗

（一）基本治療

【處方】極泉、手三里、足三里、外關、合谷、陽池。

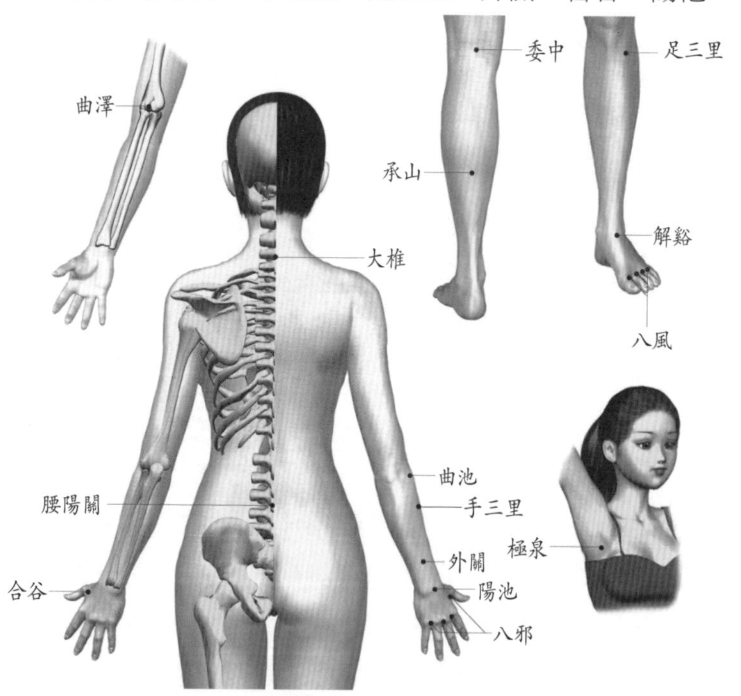

雷諾綜合徵取穴1

【配方】上肢患者加手指井穴；下肢患肢加下肢井穴；體虛加關元、氣海；血虛加血海；肝鬱氣滯加太衝。

【注釋】本病多發於上肢，故臨症取穴多以上肢穴位為常用。諸穴合用能夠快速的改善患肢血液循環，調整病變部位之氣血。若能夠加用灸法，可明顯提高臨床療效。

（二）其他療法

1. 刺血療法

【處方】大椎、腰陽關、曲澤、委中。

【配穴】上肢配八邪、上肢的井穴；下肢病變配八風、下肢井穴。

【注釋】於穴位處瘀絡點刺出血，一般出血量在50～100毫升。

刺血能使瘀祛血脈通暢，加速血液循環，改善血流運行，恢復正常的血運。

2. 火針療法

【處方】

上肢：曲池、外關、合谷、八邪。

下肢：委中、承山、解谿、八風。

【注釋】火針點刺，使凝滯之寒邪得散，氣血經絡得通，病變則癒。在《醫學心悟》曰；「治寒痹者，散寒而兼補火，寒則凝滯，熱則流通。」火針點刺達到了散寒溫補之作用，達到了應有的目的。

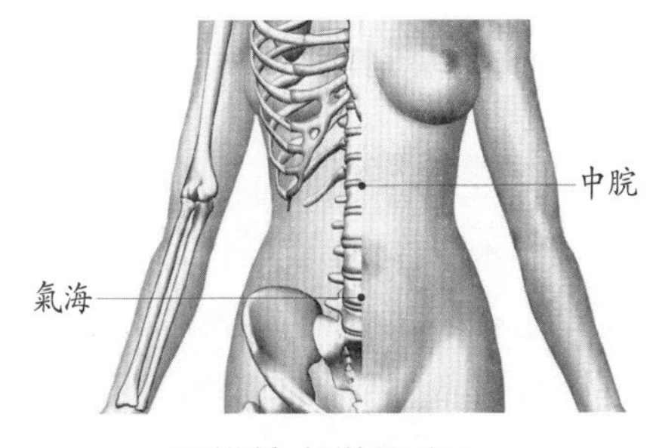

雷諾綜合徵取穴2

3. 艾灸療法

【處方】中脘、氣海、陽池、足三里。

【配穴】上肢配手三里合谷；下肢配解谿、衝陽。

【方法】每日1次或隔日1次，可以施以隔薑灸或溫針灸，15次為1個療程。

五、按語

雷諾綜合徵是血管神經功能紊亂致肢端小動脈陣發性痙攣性疾病，指（趾）間歇性蒼白、發紺和潮紅，多見於青年女性。若有明確病因者，稱雷諾氏現象，可繼發於閉塞性動脈硬化症、動脈栓塞、硬皮病、系統性紅斑狼瘡、類風濕性關節炎、低血糖、甲狀腺機能減退、紅細胞增多症等系列疾病，這一類繼發性病變在治療時應針對原發病。若病因不明稱為雷諾氏病，常因情緒激動或受寒冷所誘發，本病針灸治療多能收到良好療效，尤其是火針與艾灸療法作用更佳，可謂是有效的對症治療。

在治療時應注意防寒保暖，避免接觸冷水或裸露在寒冷的環境，並要調適情緒，避免過度緊張或思想憂慮。禁止吸菸。在日常要保持手、足皮膚清潔，避免外傷。

六、臨床驗案

病例：

陳某，女，45歲。患者3年前無明顯誘因的出現感寒後雙手指變蒼白、青紫，伴麻木、發涼。每逢冬季發作，夏季即見緩解。曾到多家醫院就診治療，診為雷諾綜合徵，口服中西藥物治療，效不減輕，近半年症狀有加重趨勢。雙手指每遇冷水、涼風和情緒激動時即變為蒼白、紫色，雙手掌腫脹疼痛，功能活動受限，影響日常生活和勞動。

（1）**刺血治療**

【處方】曲澤、大椎、八邪。

【操作】用以上穴位分別點刺出血，使出血量在50毫升左右，根據情況間隔7～15天刺血治療1次，共點刺放血治療4次。

（2）**火針治療**

【處方】曲池、陽池、合谷、八邪。

【操作】用以上穴位火針點刺，每3日治療1次，用火針治療9次。

（3）**毫針治療**

【處方】極泉、手三里、外關、合谷、足三里。

【操作】隔日治療1次，共治療20次。

用以上方案綜合處理而癒，隨訪2年，未復發。

第二十七節　痛　風

一、概 述

痛風又稱高尿酸血症，是一種因嘌呤代謝異常，使尿酸累積而引起的疾病，屬於關節炎的一種，被稱為痛風性關節炎，又叫代謝性關節炎。屬於中醫「痹病」、「白虎曆節」等範疇。《靈樞》稱之為賊風，《素問》謂之痹，《金匱》叫曆節，《血論》云：「痛風，身體不仁，四肢疼痛名痛風，古曰痹症」。

痛風可分為原發性和繼發性兩類，原發性與家族遺傳有關，繼發者則常因其他疾病所引起，如血液病、腎病、腫瘤等。近些年因物質生活水準的提高，夜生活的豐富，本病有明顯的增高趨勢。

導致體內尿酸增高的主要原因有：①機體內嘌呤物質和核酸物質分解的尿酸過多；②過多的食用含嘌呤的食物，如動物內臟、海鮮、啤酒等；③腎臟排泄的功能降低，使體內尿酸集聚。

本病西醫治療可有一定的治療效果，但因用藥時間長，副作用大而不能久用，故限制了臨床的用藥，增加了治療困難，針灸對本病可有滿意的療效，值得臨床推廣運用。

二、病因病機

【病因】濕熱痰瘀之邪侵襲關節或脾腎功能失調。

【病機】氣血不暢，經絡阻滯。

【病位】肢體關節，尤其足趾關節。

三、臨床表現

痛風主要表現為高尿酸血症和尿酸鹽結晶沉積（痛風石）所致的急、慢性關節炎。本病男性多於女性，一般以夜間為重，主要發生於下肢，尤多發於第1蹠趾關節，50%～70%的患者首見於第1蹠趾關節。其他易受累的關節依次為足弓、踝、跟、膝、腕、指和肘關節。

當大關節受累時可伴有關節腔積液，症狀反覆發作可累及多個關節。急性發作者，起病急劇、疼痛劇烈、發展迅速是本病的主要特徵；慢性反覆發作者可見骨質的改變，關節軟骨緣破壞，關節面不規則，關節間隙狹窄，軟骨下骨內或骨髓內有痛風石形成，骨質呈鑿孔樣缺損、邊緣可見增生現象。化驗血尿酸升高（男性>340微摩爾／升，女性>256微摩爾／升）。發作期血沉增快，關節液鏡檢示有尿酸鹽結晶。

四、臨床治療集驗

（一）基本治療

【處方】足三里、陰陵泉、阿是穴、五虎二、五虎三。

【配穴】風濕熱痹者加曲池；寒濕阻絡者加用灸法；痰瘀阻滯者加豐隆；肝腎虧虛加太谿、三陰交。

【操作】足三里深刺2～3寸，用透天涼手法；陰陵泉用瀉法；阿是穴用揚刺法（前後左右各刺1針），也叫圍刺法，施以撚轉強刺激手法；餘穴常規刺。

【注釋】足三里治療本病有兩個方面的作用原理。一是本穴在五行中屬土，是土中之土，制水作用強，用以補土制水加速尿酸的排泄；二是本穴為足陽明之合，足陽明氣血最充盛，用之可有效的調理陽明之氣血，調節機體代謝機能，提高機體免疫功能；陰陵泉有健脾祛濕第一穴之稱，刺之則能利水濕，加速人體的代謝。

痛風之因是由於嘌呤代謝異常，使尿酸累積發為本病，所用是對症治療法；阿是穴治療痛風，具有加強局部血液循環、消腫散結、舒經活絡的作用；五虎二、五虎三是董氏穴位，五虎三專治療足趾病變，本病多發於各足趾，五虎二加強五虎三之作用。

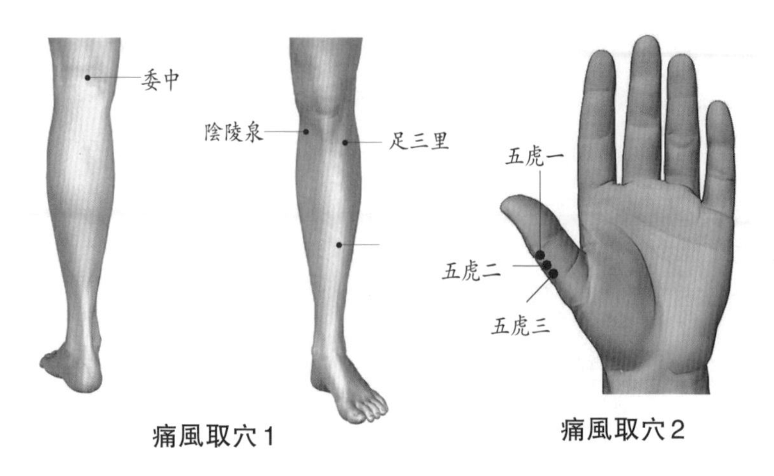

痛風取穴1　　痛風取穴2

（二）其他療法

1. 刺血療法

【處方】阿是穴、足三里、豐隆、委中。

【注釋】在上述穴位區的瘀絡點刺放血，用之則有較為滿的療效。刺血所用使邪有外出，既可泄熱，又能使堆積關節的代謝廢物排出體外。無論急慢性皆能治療。

2. 火針療法

【處方】阿是穴。

【注釋】常規消毒，選用中等粗細火針密刺法，深度根據穴位的部位而定。速進速出。

筆者在臨床中常以此法治療本病，多能立見其效，一般在十幾分鐘內可緩解疼痛，是治療本病安全、可靠、迅捷的有效手段。

3. 浮針療法

【操作】當疼痛於蹠趾關節處時，從足背向趾部進針；足踝、足跟部疼痛時可從小腿部向下進針，也可從足背向踝、跟部進針。

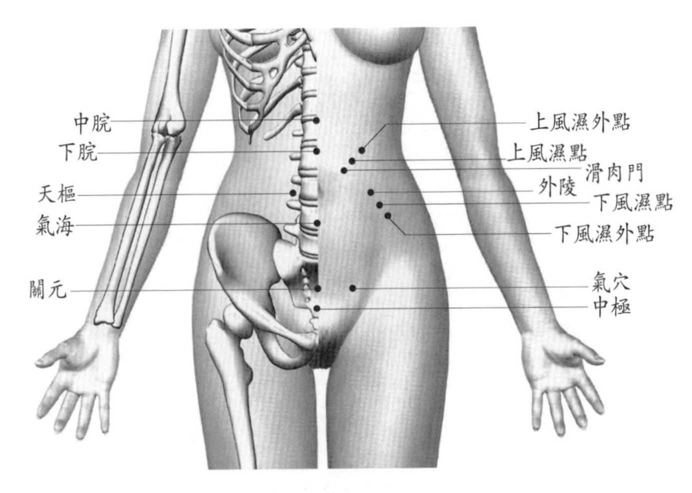

痛風取穴3

【注釋】浮針療法治療痛風對急性發作期有效，可緩解疼痛，對緩解期效不佳。筆者在臨床較少用之。

4. 腹針療法

【急性發作時的治療處方】引氣歸元（中脘、下脘、關元、氣海）、滑肉門（雙側）、外陵（雙側）、上風濕點（雙側）。累及膝、踝關節者加下風濕點（雙側），累及腕、手指和肘部時，加上風濕點。

【緩解期治療處方】引氣歸元（中脘、下脘、氣海、關元）、中極、氣旁（雙側）、氣穴（雙側）、滑肉門（雙側）、外陵（雙側）、下風濕點（雙側）、下風濕下點（雙側）。累及腕、手指和肘部等部位時加上風濕外點（雙側）。

5. 眼針療法

【處方】上焦區，下焦區。

【配穴】心區、脾區。

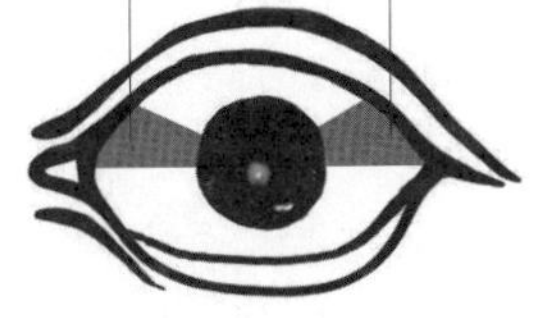

痛風取穴4

五、按語

本病的發生與飲食有直接的作用，因此合理的飲食具有重要的意義，避免大量進食嘌呤食物，如海鮮、啤酒、動物內臟、豆類、菠菜及發酵食物等。避免肥胖，平時多飲水以助尿酸排出。急性期應注意休息，抬高患肢，以利於血液循環，必要時可配以冷敷。平時穿鞋不宜過緊，避免足趾關節的損傷。

針灸對本病有較好的治療作用，尤其是幾種方法的聯合治療（筆者在臨床治療本病，多先刺血，再火針，後用毫針）。其效非常理想，多能達到預期的目的。西醫治療本病療程長，藥物副作用大（如急性發作期常用秋水仙鹼，促進尿酸排出的丙磺舒和抑制尿酸生成的別嘌醇等治療），患者多難以堅持用藥，使得疾病反反覆覆，難以徹底治癒。針刺治療本病，有極大的發展優勢，值得進一步推廣發展運用。

六、臨床驗案

病例：

李某，男，41歲，患者痛風發作史2年餘。患者於2年前出現第1足蹠趾關節疼痛，於某醫院就診檢查，診為痛風，曾口服秋水仙鹼治療，但因副作用大，未能堅持治療，病情時輕時重。本次工作外出因飲食不當，又再次加重發作。仍感右側第1蹠趾關節疼痛嚴重，第2蹠趾關節輕微痛，尤以夜間為重，疼痛難以入眠，痛如針刺，甚為痛苦，因擔心藥物副作用，故選擇針刺治療。

檢查：局部發熱，壓痛明顯，舌質暗紅，苔黃膩，脈弦緊。血尿酸670微摩爾／升，尿酸68微摩爾／升，類風濕因子陰性。

【診斷】痛風。

治療：

（1）**刺血治療**

【處方】阿是穴、足三里、豐隆、委中。

【操作】阿是穴梅花針叩刺，餘穴周圍瘀絡點刺，每週2次。共治療5次。

（2）**火針治療**

【處方】阿是穴。

【操作】在阿是穴處密刺法，隔日1次治療。共治療8次。

（3）**毫針治療**

【處方】足三里（透天涼手法）、陰陵泉（瀉法）、阿是穴（揚刺法）、五虎一及五虎二。

【操作】每日治療1次，每次留針30分鐘，10次為1個療程。

用以上方法治療5次後疼痛基本消失，共治療16次。長期隨訪未見復發。

第二十八節　格林—巴厘綜合徵

一、概 述

本病又稱急性感染性多發性神經炎，或急性多發性神經根神經炎。主要病變在脊神經根和脊神經，常累及顱神經，有時也侵犯脊膜、脊髓和腦。

一般認為是自身免疫性疾病。多數患者在病前1～4週有上呼吸道或消化道感染症狀，也有少數患者有免疫接種史，多呈急性或亞急性起病。

近年來國內發病率明顯增高，西醫對急性期有較好的治療作用，但對恢復期治療效不佳，往往束手無策，針灸不但對急性期有治療作用，而且對恢復期也有明顯的治療效果，值得在臨床中深入研究與推廣運用。本病屬於中醫的「痿證」範疇。中醫認為本病可因熱毒浸淫而致，病重則耗傷脾胃之氣，病久而致肝腎虧虛。

二、病因病機

【病因】感受熱毒，時疫之毒，毒物所傷。

【病機】氣血失調，筋脈肌肉失養。

【病位】筋脈肌肉。

三、臨床表現

本病主要症狀是肢體對稱性下運動神經元性癱瘓、感覺異常。呈急性或亞急性起病，癱瘓常自下肢開始很快擴展到上肢和軀幹，並可累及顱神經，可累及到上肢，有極少數患者自上肢開始。癱瘓表現為鬆弛性，見反射減弱或消失，一般為對稱性分佈。嚴重患者可有四肢癱瘓，肋間肌和膈肌無力，引起呼吸困難甚至呼吸麻痹。

顱神經中以面神經最易受累，多為兩側周圍性面肌癱瘓。其次累及軟齶、聲帶、咽喉肌肉，可有吞嚥與發音困難。可有典型的腦脊液改變，主要表現為蛋白-細胞分離現象的蛋白質含量增高，蛋白質增高在起病後第3週最明顯。細胞數正常。在起始肌電圖可正常，3週後可出現視神經電位。

本病半數以上的患者在1週內達高峰，90%的患者在1個月內，最長可達8週。通常在症狀穩定1～4週後開始恢復。本病多數預後較好，若正確的施治可有85%的病例完全或基本恢復。死亡率為3%～4%，2%～10%的病例可有明顯病殘後遺症。

四、臨床治療集驗

（一）基本治療

【方1】曲池、手三里、外關、合谷、足三里、陽陵泉、懸鐘、解谿。

【配穴】濕熱蘊結配少商、尺澤、三陰交；脾胃虛弱配中脘、公孫、天樞；肝腎虧損者配太谿、太衝、腎俞、肝俞；腦神經損傷者配頭顱局部穴。

【方2】取麻痹水平上下相應的華佗夾脊與背俞穴。

【注釋】上述兩組處方交替用針，急性期以瀉法為主，恢復期補瀉兼施，後遺症期以補為主。留針30～45分鐘，每10分鐘行針1次，12～15次為1個療程，每療程間休息2～5天。

第1組處方主要根據《素問・痿論》「治痿獨取陽明」之用。本病乃因四肢痿廢不用，人之四肢百骸，賴氣血之濡養。陽明經多氣多血，內繫脾胃，乃氣血生化之源，主潤宗筋，主束骨而利機關也。

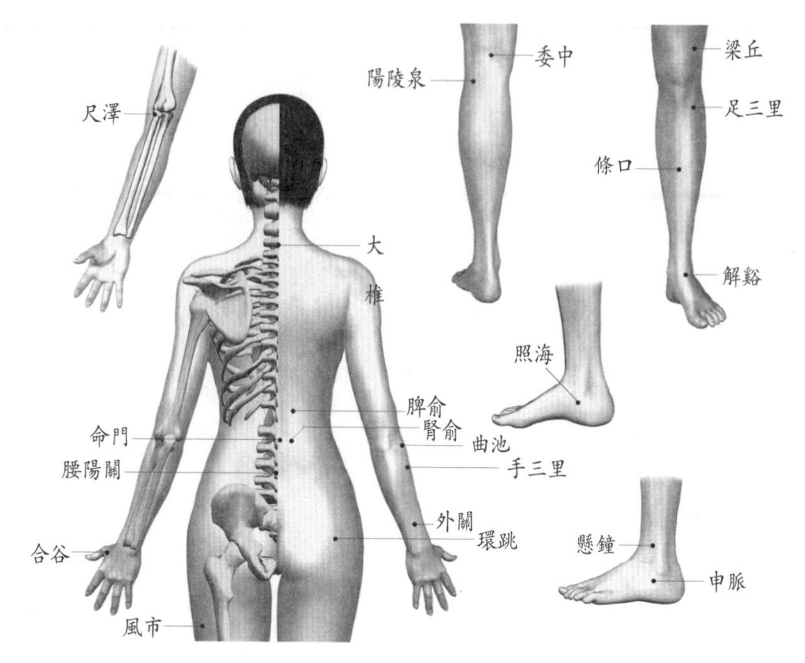

格林—巴利綜合徵取穴1

本病病位點在脊髓，因此第2組處方的穴位處於脊椎兩邊的相關穴位，直接調理督脈之氣血，可有補腎強精、壯筋起痿的作用。

（二）其他療法

1. 刺血療法

【處方】大椎、命門、腰陽關、委中、尺澤。

【注釋】根據患者的病程、體質、年齡以及病變情況決定刺血量，一般10～15日刺血1次。

2. 火針療法

【處方】病變節段夾脊穴。

【配穴】上肢病變配曲池、手三里、外關；下肢病變配足三里、陽陵泉、懸鐘、三陰交；氣虛血瘀配膈俞、血海、中脘；肝腎虧虛配肝俞、腎俞、命門。

【注釋】夾脊穴用細火針點刺，用速刺法頻頻點刺2～3下，深約0.2～0.3寸，四肢穴位用中粗火針在針刺部位決定針刺深度，每週2～3次。

3. 耳針療法

【處方】耳尖、耳輪、脊柱、患肢相應區、皮質下、內分泌、肺、肝、腎脾等，採用針刺或埋針法。

4. 皮膚針療法

【操作】用梅花針在病變節段夾脊穴叩刺，每2～3日治療1次。

5. 埋線療法

【處方】病變節段夾脊穴，曲池、手三里、梁丘、足三里、條口。每2～3週治療1次。

6. 推拿療法

【常用穴位和部位】大椎、脾俞、腎俞、曲池、手三里、環跳、髀關、伏兔、風市、陽陵泉、足三里、懸鐘，以及手足陽明經、足太陽經、足少陽經循行部位。

【主要手法】四肢推法、一指禪推法、拿法、按揉法、滾法、點按法。

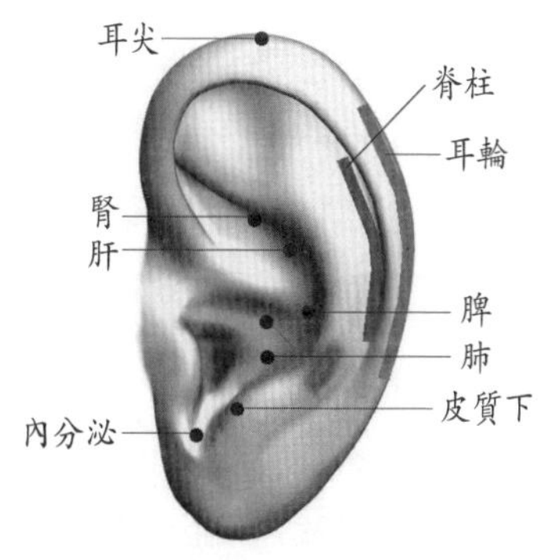

格林—巴利綜合徵取穴1

五、按語

本病在臨床中並不少見，尤其是近幾年來發病率有明顯的增高趨勢，對於疾病恢復期，患者的運動障礙或感覺異常，西醫難以有奏效的方法，針灸對這一系列相關症狀有很好的治療作用，若能正確施治，可較快的恢復正常功能。因此對本病的針刺治療很有必要進一步深入研究，並加大推廣治療，實屬必要。

本病屬於中醫「痿證」之範疇，痿證是針灸臨床中的一個常見病種，也是一個非常優勢的病種。痿證是以肢體筋脈遲緩、軟弱無力，日久不能隨意運動而致肌肉萎縮的一種病證。在臨床中以下肢萎弱為多見，故稱為「痿躄」。「痿」指肢體萎弱不用，「躄」指下肢軟弱無力，不能行走之意。可見於許多相關西醫中的疾病，如周圍神經損傷、腦癱、外傷性截癱、腦血管意外、運動神經元病及本病等。

治療痿證的思路和方法主要依據「治痿獨取陽明」的法則。這是針灸治療痿證的基本原則。這一運用理論來源於《素問・痿論》，經過上千年的臨床使用，確有實際意義，其言不虛，根據這一明訓，臨床應以調理陽明氣血為要，陽明為多氣多血之經，內繫脾胃，胃居中焦，是水穀精微彙集之處，為人體後天之本，氣血生化之源。在治療過程中，取陽明，資後天，也是治本求源的需要。氣血生化之源，主潤宗筋，主束骨而利機關也。

引起痿證的原因很多，病情複雜，病變範圍一般不局限於一經一臟。所以在治療時不僅僅局限於「治痿獨取陽明」的運用，在實際臨床治療時應根據患者的具體病情結合其他相關理論。如張介賓注釋《素問・痿論》中言：「補者所以致氣，通者所以行氣……治痿當取陽明，又必察其所病之經而兼治之也。如筋痿者，取陽明、厥陰之滎俞；脈痿者取陽明、少陰之滎俞；肉痿、骨痿其治皆然。」在此是說，治療痿證時以「獨取陽明」為主，但不能拘泥於此，要兼顧到他證，否則難以達到有效的治療，臨床治療時一定明確。

針灸治療本病越早越好，病程越久療效越差，所以應爭取早期加用針灸療法。在針灸治療時，應加強患者運動功能鍛鍊，對其康復有重要的作用。若能早期正確施治，多數病例可恢復到正常或基本正常。

六、臨床驗案

病例：

高某，女，36歲，四肢癱瘓3個月。患者於3個月前接種B肝疫苗1週後漸出現四肢麻木，後致癱瘓。與多家醫院就診，診為格林—巴利綜合徵，在某省級醫院治療2個月，效果不佳，每日用大劑量的強的鬆維持治療，經人介紹來診。檢查：患者不能獨坐，下肢不能行走，雙手不能持物，四肢肌張力減退，膝腱反射消失，雙上肢肌力3級，雙下肢肌力2級。四肢肌肉明顯萎縮。脈沉細，舌質紅，苔薄白。

治療：

【處方1】中脘、氣海（加灸）、天樞、曲池、手三里、合谷、伏兔、足三里、陽陵泉、懸鐘、解谿、申脈、照海。

【處方2】胸夾脊與腰夾脊。

【注釋】上述兩組處方交替用之，每12次為1個療

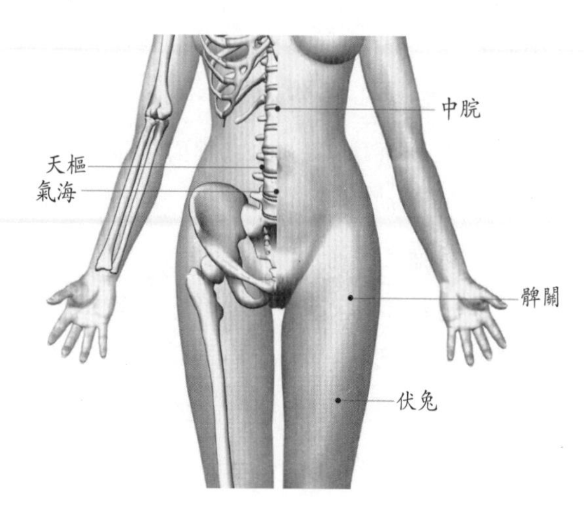

格林—巴利綜合徵取穴3

程，每療程間休息3～5天。在治療期間，根據患者的某些症狀變化調加相關穴位。共治療4個療程完全康復。隨訪2年無其他不適，一如正常。

第三章

從《內經》淺析頸肩腰腿痛的治療

第一節　從病因病機論治

頸肩腰腿痛類相關疾病名稱是現代醫學術語，在中國醫學中被統稱為痹證，這一統稱相當於現代醫學中的運動系統疾病之稱謂。

痹證是指風寒濕邪等侵犯人體，而致氣血痹阻，營衛不通所引起的關節肌肉疼痛、麻木、屈伸不利，甚或關節腫大畸形為主症的一類病症，即稱為痹證。痹者「閉」也，是阻塞不通的意思。

《素問・痹論篇》：「風寒濕三氣雜至，合而為痹也。其風氣勝者為行痹（風性善走，痛無定處，此起彼伏，有時伴寒熱，苔薄黃，脈浮）；寒氣勝者為痛痹（寒性凝滯，痛有定處，疼痛劇烈，喜熱惡寒，苔薄白，脈弦緊）；濕氣勝者為著痹（濕性黏滯，痛有定處，肢體重著，肌膚腫脹，苔白膩，脈濡緩）。」也就是說，痹證是風寒濕邪雜合而至的結果，但是由於三者的偏勝偏衰的不同，因此，在臨床所表現出的症狀有行痹、痛痹和著痹的區分。

還有一種特殊的類型，那就是由於素體陽盛，邪鬱化熱，則成熱痹（主要表現為關節或肌肉紅、腫、熱痛，痛不可觸，遇冷則減，伴發熱、口渴，舌紅、苔黃膩，脈滑數）。相當於現代醫學中的炎症類病變。並且根據感邪部位的深淺不同，又分為了皮痹、肌痹、筋痹、脈痹、骨痹和五臟痹、腸痹、胞痹等。

以上簡單的論述將痹證的病因病機分析得比較清晰明瞭了，那麼該如何對這類疾病進行治療呢？在《靈樞・周痹》中說：「刺痹者，必先切循其下之六經，視其虛實，及大絡之血結而不通，及虛而脈陷空者而調之，熨而通之，其瘈堅，轉引而行之。」這已將痹證的治療說得非常透徹了。

就是在針刺痹證時，應先切循其經，察其虛實，別其寒濕，根據不同的病情而提出不同的治法。根據「實則瀉之」「虛則補之」「菀陳則除之」「下陷則灸之」「其瘈堅轉引而行之」。也就是說在臨床治療時，首先觀察病情的虛實，以及大絡有無鬱結不通的部位和虛證脈絡下陷的情況，然後進行或補或瀉的調治，並用熱熨的方法疏通氣血。拘急轉筋的導引其氣使之暢通。

祛邪通絡、通痹止痛是痹證的治療總則。不同的痹證根據其病因施以不同的治療方法。行痹則為風邪，《素問・骨空論篇》說：「風者，百病之始也。」《素問・風論篇》說：「風者，百病之長也，致其變化，乃為他病也，無常方，然致有風氣也。」臨床所見風邪常與他邪相兼為害，如風寒、風熱、風燥等雜合而致，尤以風寒、風熱最為多見。因此在臨床治療時應當詳細明辨，或一針，或數針並取，或單用針，或只用灸，或針灸並用，根據患者的具體症情而施。

如屬風寒者，可用風池、風門、外關，並可酌情加用灸法，以解表疏散風寒之邪；若為風熱者，則可用大椎、曲池、合谷，甚或刺血，以祛風清熱解表；若病情時間久，風氣較盛者，根據「治風先行血，血行風自滅」的理論，可加用膈俞、血海。若伴有他證，根據兼證調配相關穴位，靈活化載，始可應於萬變。

寒勝則為痛痹。寒為陰邪，其性凝滯，所以臨床表現為疼痛劇烈，稱為痛痹。其特點表現為疼痛固定不移，遇熱則舒，遇寒則重。《靈樞・壽夭剛柔》言：「寒痹之為病也，留而不去，時痛而皮不仁……刺布衣者，以火焠之，刺大人者，以藥熨之。」在此言明瞭治療寒痹的方法。針刺治療寒痹，應針灸並施，或用溫針法，使經脈氣血得溫而通之。用藥熨（中藥藥渣）或用火針，臨床應以病人的具體體質狀況、病情的輕重而決定。常取用腰陽關、申脈、外關、手三里、足三里、關元、腎俞等穴。

濕勝則為著痹。濕邪重著為陰邪，多侵犯人體的下部，常與寒邪互結，成為頑疾之症。《靈樞・四時氣》言：「著痹不去，久寒不已，卒取其三里。」如果濕邪久留，與寒邪為害，多難以治癒，此時可用火針治之，可用足三里扶正治本，健脾胃祛寒濕。臨床治療常針灸並用，用火針治療是對症有效之法。常取用中脘、陰陵泉、三陰交、豐隆、太白等相關穴位。

鬱久則化熱，致為熱痹。此型相當於現代醫學中的炎症。主要表現為關節疼痛，屈伸不利，局部灼熱紅腫，痛不可觸，可涉及單個關節或多個關節。《靈樞・壽夭剛柔》言：「久痹不去身者，使其血絡，盡出其血。」這是因為痹病日久不除，邪入血脈發為本病。所以在治療時應察其血絡，刺之出血，以泄熱消腫。臨床常取用大椎、曲池及十二井穴等。

第二節　頸項、肩背的治療

頸項、肩背的病證在臨床十分常見，尤其是近幾年因電腦、手機等現代高科技軟體的普及，頸項部疾病有明顯增高的趨勢，成為日常常見病，針灸臨床多發病。針灸治療頸項、肩背病療效突出，有針之即效的作用。

頸項部主要為手足太陽之分野，當風寒之邪襲於頸項或勞損傷於頸部經筋，導致氣血阻滯不通，故表現為項痛。此時則影響頸項部的活動，功能受限。《靈樞・雜病》中有：「項痛不可俯仰，刺足太陽；不可以顧，刺手太陽也。」當頸項部疼痛，不能前後俯仰之動作，其病在腰背，應取足太陽膀胱經的相關腧穴（常取用束骨、崑崙、申脈）針刺，以通經活絡，疏散其外邪。

若當頸項部疼痛不能左右轉動者，其病在肩背。手太陽之脈繞肩胛交肩上，故取用手太陽小腸經相關腧穴（常取用後谿、腕骨、養老、支正）針刺，以驅邪，通經絡、和氣血。這是循經遠部取穴的運用，筆者在臨床治療這類相關疾病，常以本法治療而獲佳效。

《素問・骨空論篇》有：「失枕在肩上橫骨間。」落枕後可取用肩上的相關腧穴（常取用大椎、肩井、巨骨、大杼）針刺。這是局部取穴的運用。但在臨床治療時，常遠部穴位與局部穴位配合運用，可有很好的臨床療效。施術時，先取遠部穴位，讓患者頸部做被動活動，其症狀可立即緩解，再根據患者的具體療效結果配以局部相關腧穴。也可以在局部穴點刺出血，加拔火罐。

肩背部主要經脈是足太陽經所過，《靈樞・經脈》中言「其直著，從巔入絡腦，還出別下項，循肩髆內……」「其支者，從髆內左右別下貫胛……」。故肩部所病常取用足太陽之腧穴。《素問・繆刺論篇》：「邪客於足太陽之絡，令人頭項肩痛，刺足小指爪甲上，與肉交者各一痏，立已。不已，刺外踝下三痏，左取右，右取左，如食頃已。」當外邪侵襲足太陽經脈，使患者出現了頭項肩背部疼痛，可選擇足太陽經相關穴位。

這裡所言是說，先取用足太陽經的井穴至陰，一般一次可癒，如果病不能痊癒再取外踝下（金門或申脈或崑崙）穴位三次，左病取右，右病取左的繆刺法刺之，以疏足太陽經脈，行氣活血，而祛除外邪。

第三節　腰痛病的治療

腰部為人體的槓桿和樞紐。《金匱翼》曰：「蓋腰者，一身之要，屈伸俯仰，無不由之。」可見腰在身體各部位運動時起樞紐的作用，為日常生活和勞動中活動極頻繁的部位，故腰部的肌肉、筋膜、韌帶、小關節突、椎間盤等易出現受損的現象，從而出現腰痛症狀。因此，腰痛在臨床上為常見病。腰痛的發病率與年齡密切相關，當年齡在30歲以後會逐漸增高，主要發病年齡多集中在40～55歲之間。

有以上可知腰痛的原因比較複雜，發生的疾病較多，在臨床治療時主要從以下三個方面著手即可達到有效的治療目的。

一、刺血治療

腰痛主要原因是不通則痛，風寒濕邪、外傷、勞損等原因所致經脈痹阻，治療應當瀉除壅滯，暢通血脈。根據「菀陳則除之」的理論常以刺血而用。

《素問・刺腰痛篇》曰：「足太陽脈令人腰痛，引項脊尻，背如重狀，刺其郄中，太陽正經出血，春無見血。」本條所言是外邪侵入足太陽膀胱經，可用本經的合穴委中刺出血，以清瀉足太陽經的實邪。

《四總穴歌》載「腰背委中求」就是指此而言的。因足太陽經脈「從腰中，下挾脊，貫臀，入膕中」。足太陽之正別入於膕中，故腰背疾患常取委中刺血治療，是腰痛刺血最主要的部位。在這一篇章中曾提出了多個刺血點治療不同的腰痛。

如「少陽令人腰痛……刺少陽成骨之端出血」「解脈令人腰痛……郄外廉之橫脈出血」「陽明令人腰痛……刺陽明於骭前三痏，上下和之出血」「會陰之脈令人腰痛……在蹻上郄下五寸橫居，視其盛者出血」等，由此可見，《內經》中十分重視用刺血治療腰痛。刺血治療腰痛仍是目前常用重要方法之一，應當重視。筆者在臨床多於毫針相合而用，常以委中和阿是點為常用的刺血點。

二、根據病性選穴組方

引發腰痛的原因甚多，虛實寒熱皆有，須釐清病因，辨好病性，在臨床治療時根據腰痛的病邪性質選用不同的腧穴及刺灸方法，是獲取療效的重要因素。在《內經》中就有許多關於這一運用的相關論述。《靈樞‧雜病》篇有：「腰痛，痛上寒，取足太陽陽明。痛上熱，取足厥陰。不可以俯仰，取足少陽。中熱而喘，取足少陰、膕中血絡。」這一條所言，腰部疼痛，同時伴有身體上部寒冷的，應取足太陽膀胱經及足陽明胃經的穴位進行治療。

疼痛部位熱的，取足厥陰肝經的穴位針刺。不能前後俯仰的，取足少陽膽經的穴位針刺。腰痛而內熱氣喘的，取足少陰腎經的相關穴位針刺，並刺足太陽膀胱經委中的血絡出血。《靈樞‧經脈篇》有「足少陰之別，名曰大鐘……虛則腰痛，取之所別也」。這就是根據不同的病性針對性地處理，根據病情的虛實選擇相關的穴位。

導致腰痛的病因主要由於腎虛、血瘀或風寒濕邪襲於經絡所致，特別是與腎的關係最為密切，所以說「腰為腎之府」。若稟賦不足、久病體虛或房勞過度，以致腎精虧損，不能濡養筋脈而致腰痛，或因跌仆閃挫，損傷筋脈，以致氣滯血瘀，「不通則痛」，而致腰痛。一般地說，有風寒濕邪、血瘀所致者多實；由腎虛而致者為虛。

有以上所述，可以明確在治療腰痛時應選擇針對性的處理。若有外邪所致者，宜祛邪通絡；若由腎虛虧損而致者，宜補腎益精；若有血瘀而致者，可活血化瘀，通經活絡，經絡通暢，疼痛即癒。

三、辨位歸經

根據腰痛部位點確定病變經脈，然後循經選取相關的穴位。這是針灸所具有的特色，也是針灸治病最基本的方法。這一相關運用在《內經》治療腰痛病中多有記述，《素問・刺腰痛篇》載「厥陰之脈令人腰痛，腰中如張弓弩弦，刺厥陰之脈，在腨踵魚腹之外，循之累累然，乃刺之」，「陰維之脈令人腰痛，痛上怫然腫。刺陽維之脈，脈與太陽合腨下間，去地一尺所」，「足少陰令人腰痛，痛引脊內廉，刺少陰內踝上二痏」。這些條辨的記述均為辨位歸經所用。

腰痛所涉及的經脈最主要的是膀胱經和督脈，其次還有膽經、肝經。臨床治療時應根據患者的病痛部位選擇相關的穴位。當疼痛部位在腰肌正中時，其病在督脈，常選取水溝穴、後谿穴或腰夾脊等；若病痛部位在腰肌兩側、伴膝及大腿後面，其病在膀胱經，常選取崑崙、束骨、申脈、金門、委中及腰部的背俞穴等；若腰痛部位在膀胱經3寸之外，並連及臀部，其病在膽經，常選取懸鐘、陽陵泉、環跳、外關等；若疼痛在側身部，並向小腹、會陰部放射，其病在肝經，常選取太衝、行間、曲泉等穴。

第四節　四肢病的治療

四肢部的病變較多，包括指（趾）部、手背部、足背部、手腕關節、足踝關節、肘關節、膝關節等部位的疼痛、酸脹、麻木、痿廢等各種不適及異常感覺。產生的原因非常複雜，在西醫臨床治療往往難以達到預期的治療目的，針灸治療多奏效迅速，一般均能夠有效地改善或達到治癒的目的。

四肢部位病變雖多，但從中醫來看，無非是痹、痿兩證，或疼痛，或筋急，或關節屈伸不利。若因正氣不足，營衛空虛，風寒濕等外邪乘虛而入則為痹；若由肺葉熱焦，元氣敗傷，精氣虧虛，血虛不能營養則發為「痿」。根據中醫髒象學說的理論來看，脾主四肢、主肌肉，四肢關節為病與脾、肝、腎三臟有關。

《素問‧繆刺論篇》載：「邪客於臂掌骨之間，不可得屈，刺其踝後，先以指按之痛，乃刺之。」而本條所述，是因外邪或勞損傷及腕關節，導致不能屈伸，就可針刺腕關節後的相應部位，以尋找到最明顯的壓痛點以刺之，即「以痛為腧」，以疏通局部經絡氣血，氣血暢通，伸屈可復。

透過《內經》所留載的治療四肢的條辨內容來看，多以局部穴位為主。如《素問‧繆刺論篇》載：「邪客於足少陽之絡，令人留於樞中痛，髀不可舉，刺樞中以毫針，寒則久留針。」本條所述是邪氣傷及足少陽經的絡脈，使人在環跳部位產生疼痛，大腿不能舉動，可用毫針針刺環跳穴，若因寒邪所傷者要長時間的留針。

再如《靈樞‧雜病》載曰：「膝中痛，取犢鼻，以員利針，發而間之，針大如氂，刺膝無疑。」這一條辨也是局部穴位的所用。

若膝內疼痛可針刺犢鼻穴，用員利針反覆刺之，其針細如毛，針刺膝部不要遲疑。筆者在臨床治療四肢部位病變取局部穴位時常以阿是點刺血、火針刺法、揚刺法、齊刺法運用治療，多能獲佳效。

《內經》中治療四肢部位的病變不僅有局部穴位的治療運用，也有遠部穴位的取用。如《素問・骨空論篇》云：「膝痛不可屈伸，治其背內，連骭若折，治陽明中輸髎，若別，治巨陽少陰滎。」本條辨說膝痛不能屈伸，治背部足太陽經的腧穴。疼痛牽連骭骨好像折斷似的，針刺陽明經的三里穴治療。另外可取用足太陽經滎穴足通穀，足少陰經的滎穴然谷穴治療。

再如《素問・骨空論篇》云「淫濼脛酸，不能久立，治少陽之維，在外上5寸」。膝痛脛酸無力，不能長時間站立，針刺足少陽的絡穴光明，穴位在外踝上5寸的位置。光明穴屬膽絡肝，膽是主骨所生病。又因肝主筋，肝虛則脛酸無力，不能持久站立，所以可刺足少陽之絡光明穴。

在《靈樞・經脈》載曰：「足少陽之別，明曰光明，去踝五寸，別走厥陰，下絡足跗……虛則痿躄，坐不能起。」不能站立，取之以補其不足，淫濼脛酸可癒。此處所取之穴是按其病性遠部選穴。臨床治療患者時，根據患者所病部位，以及病因、疾病性質，決定組方用穴。根據其病性、病變經絡，或局部或遠端選穴。

第四章　頸肩腰腿痛常用特色療法簡介

第一節　董氏奇穴療法

一、概 述

董氏奇穴，乃董門祖傳數十代之針灸絕學，歷經千年，代代相傳，董景昌先生在其家傳絕學基礎上，經大量臨床實踐逐漸完善發展起來的獨具特色之針灸體系。現今經廣為傳承運用，董氏奇穴已風靡全球，傳遍世界各地，理論體系已逐漸形成，是目前行之有效的眾多針灸新法中的一個新體系，為針灸在世界的推廣發揮了重要的作用。

董氏奇穴治療範圍廣泛，尤其在頸肩腰腿痛治療方面有更加獨到的優勢，故在這裡作簡單的介紹。

二、特效董氏奇穴穴位

目前所公認的董氏奇穴穴位有740穴，臨床所常用到的僅有百餘穴。分佈在手指部（一一部位）、手掌部（二二部位）、前臂部（三三部位）、上臂部（四四部位）、足趾部（五五部位）、足背部（六六部位）、小腿部（七七部位）、大腿部（八八部位）、耳朵部（九九部位）、頭面部（十十部位）、前胸部（十一部位）、後背部（十二部位），脈絡清晰，有章可循。

下面將臨床常用的治治頸肩腰腿痛的董氏穴位進行詳細介紹。

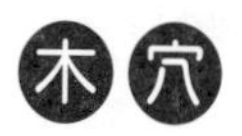

木穴

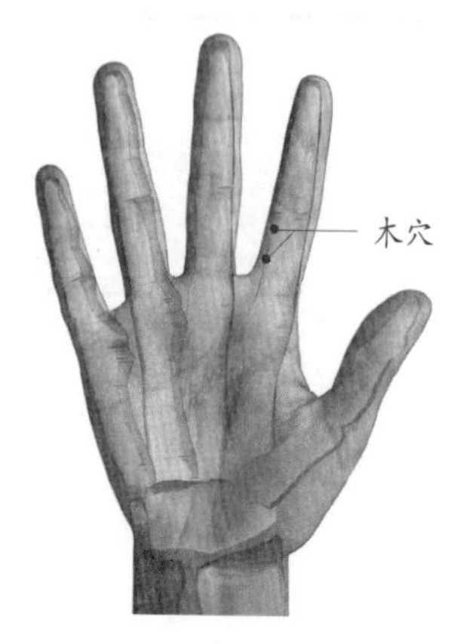

木穴

【部位】在掌面食指之內側，計有兩穴點。

【主治】肝火旺、脾氣躁。

【取穴】當掌面食指之內側，距中央線2分之直線上，上穴在第二節橫紋上1/3處，下穴在第二節橫紋下1/3處，共2穴。

【手術】針深2～3分。

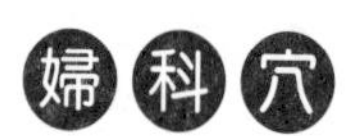

婦科穴

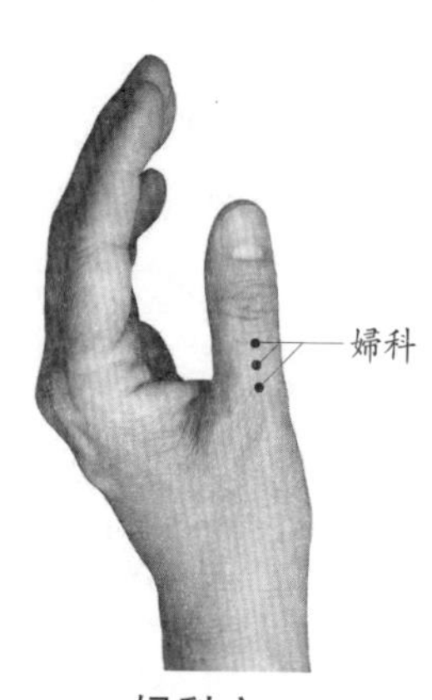

婦科穴

【部位】在大指第一節之外側（即尺側），計有兩穴點。

【主治】子宮炎、子宮痛（急性、慢性均可）、子宮瘤、小腹脹、婦人久年不孕、月經不調、經痛、白帶、月經過多或過少。

【取穴】當大指（背）第一節之中央線外開（偏向尺側）3分，在上橫紋1/3處一穴，在上橫紋2/3處一穴，共2穴。

【手術】5分針，針深2分，一用兩針。

還巢穴

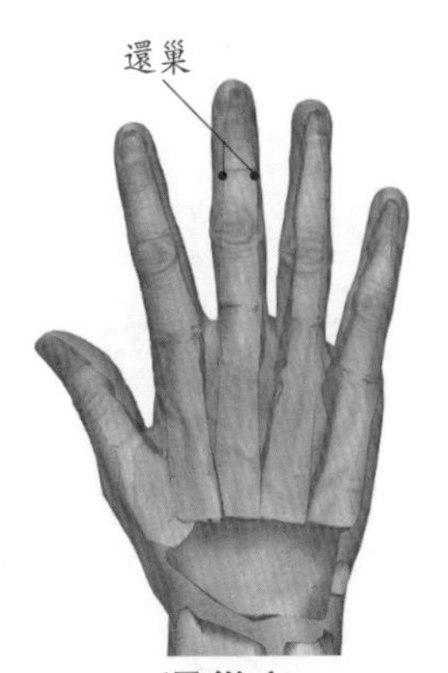

還巢穴

【部位】在無名指中節外側（偏向尺側）正中央。

【主治】子宮痛、子宮瘤、子宮炎、月經不調、赤白帶下、輸卵管不通、子宮不正、小便過多、陰門發腫、習慣性流產。

【取穴】當無名指外側（偏向尺側）正中央點是穴。

【手術】針深1～3分。

【注意】禁忌雙手同時取穴。

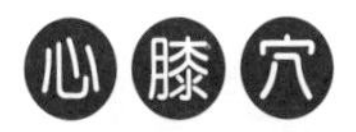

心膝穴

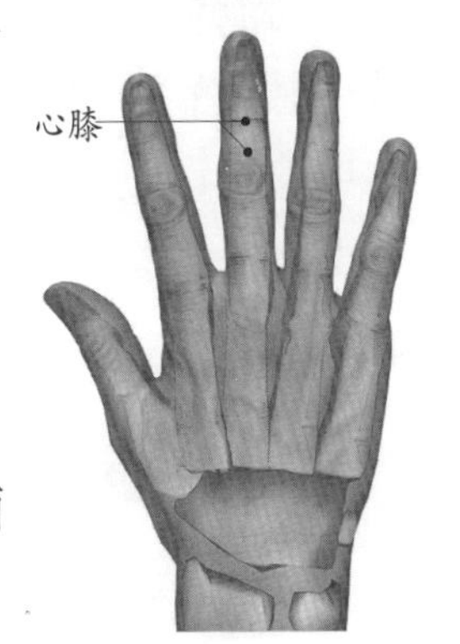

心膝穴

【部位】在中指背第二節中央兩側，計有兩穴點。

【主治】膝蓋痛、肩胛痛。

【取穴】當中指背第二節兩側之中央點，共2穴。

【手術】針深0.5分。

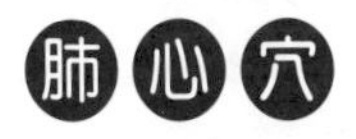

肺心穴

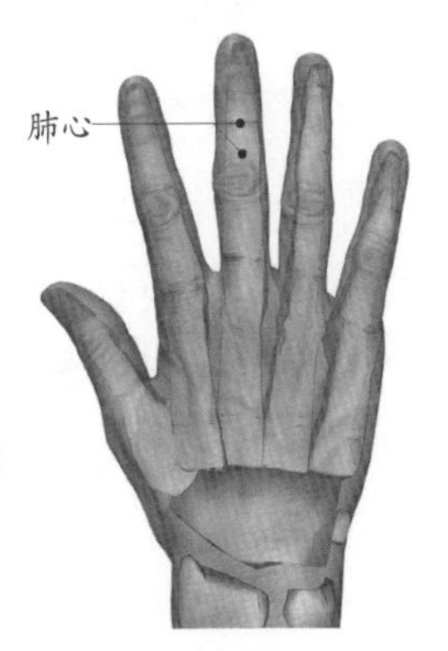

肺心穴

【部位】在中指背第二節中央線，計有兩穴點。

【主治】脊椎骨疼痛、脖頸痛、小腿脹痛。

【取穴】當中指背第二節中央線，距上、下橫紋各1/3處，共2穴。

【手術】橫針皮下0.5分。

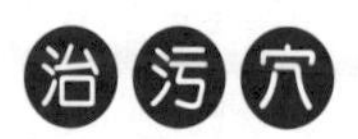

治污穴

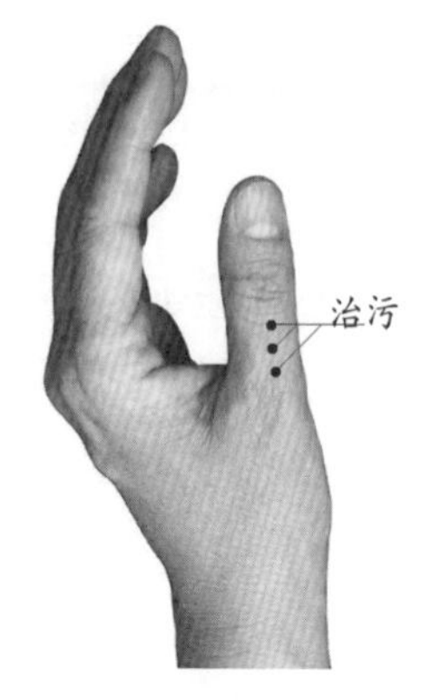

治污穴

【部位】在大指背第一節中央線。

【主治】久年惡瘡、惡瘤開刀後刀口流水不止，不結口。

【取穴】當大指（背）第一節中央線。

【手術】以三稜針扎出黑血者當時見效。

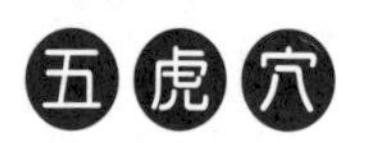

五虎穴

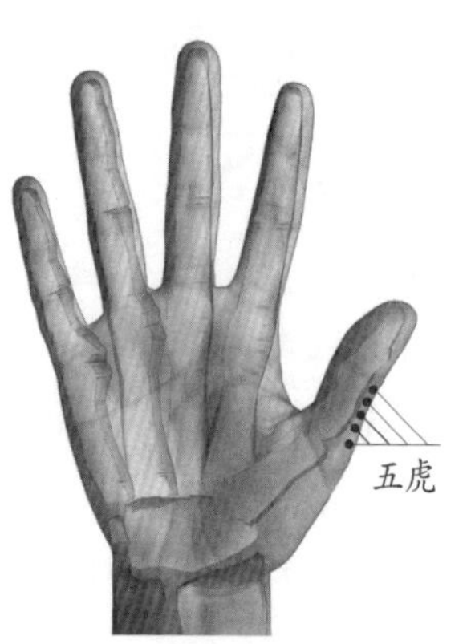

五虎穴

【部位】在大指掌面第一節外側（即橈側），計有五穴點。

【主治】治全身骨腫。腳跟痛、腳痛、手痛、頭頂痛。五虎一：手指痛；五虎二：加強五虎一與五虎三的效果；五虎三：足趾痛；五虎四：腳背痛；五虎五：腳跟痛。

【取穴】當大指掌面第一節之外側（即橈側），每二分一穴，共5穴。

【手術】針深2分。

重子穴

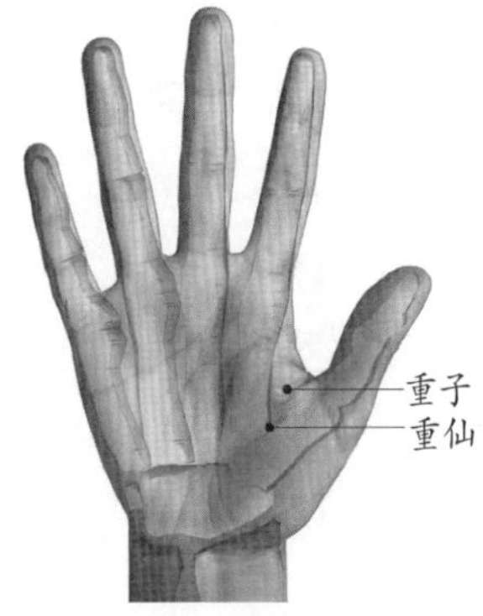

重子、重仙穴

【部位】虎口下約1寸，即大指掌骨與食指掌骨之間。

【主治】背痛、肺炎(有特效)、感冒、咳嗽、氣喘（小兒最有效）。

【取穴】手心向上，當大指掌骨與食指掌骨之間，虎口下約1寸處是穴。

【手術】1寸針，針深3～5分。

重仙穴

【部位】在大指骨與食指骨夾縫間，離虎口2寸，與手背靈骨穴正對相通。

【主治】背痛、肺炎、高燒、心跳、膝蓋痛。

【取穴】當大指骨與食指骨之間，距虎口2寸處是穴。

【手術】1寸針，針深3～5分。

【應用】重子、重仙兩穴同時下針，為治背痛之特效針。

靈骨穴

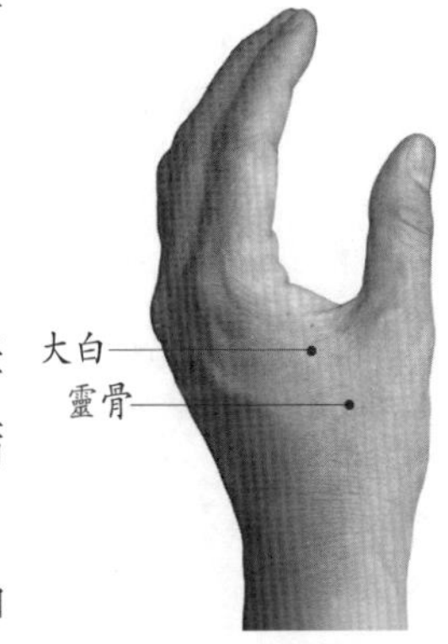

靈骨、大白穴

【部位】在手背面的食指與拇指叉骨間，第一掌骨與第二掌骨結合處，與重仙穴相對。

【主治】肺機能不足之坐骨神經痛、腰痛、腳痛、半面神經麻痹、半身不遂、骨骼脹大病、婦女經脈不調、難產、經閉、背痛、耳鳴、耳聾、偏頭痛、經痛、腸痛、頭昏腦脹。

【取穴】拳手取穴（拇指彎曲，抵食指第一節握拳），當食指、拇指叉骨間，第一掌骨與第二掌骨結合處，距大白穴1.2寸，與重仙穴相通。

【手術】用1.5～2寸毫針，針深通透重仙穴（過量針）。

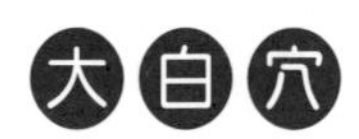

大白穴

【部位】在手背面，食指與拇指叉骨間陷中，即第一掌骨與第二掌骨中間之凹處。

【主治】小兒氣喘、發高燒（特效）、肺機能不足而引起之坐骨神經痛。

【取穴】拳手取穴（拇指彎曲，抵食指第一節握拳），距虎口底5分處是穴。

【手術】用1寸針，針深4～6分，治坐骨神經痛；用三棱針，治小兒氣喘、發高燒及急性肺炎（特效）。

【注意】孕婦禁針。

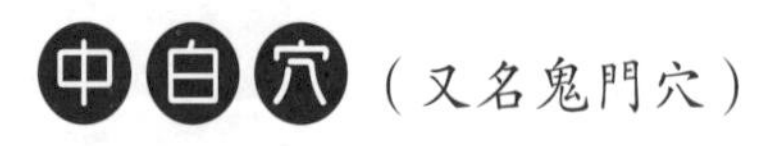

中白穴（又名鬼門穴）

【部位】手背，當小指掌骨與無名指掌骨之間，距指骨與掌骨結合處下5分是穴。

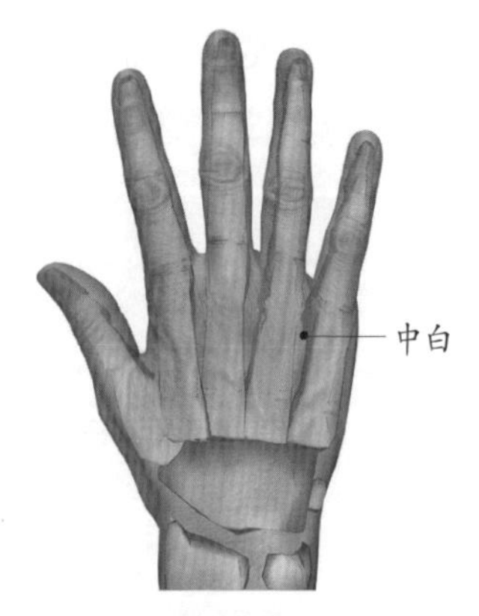

中白穴

【主治】腎臟病之腰痛、腰酸、背痛、頭暈、眼散光、疲勞及坐骨神經痛、足外踝痛、四肢浮腫。

【取穴】拳手取穴，當小指掌骨與無名指掌骨之間，距指骨與掌骨結合處下5分是穴。

【手術】針深3～5分。

腕順一穴

【部位】小指掌骨外側，距手橫紋2.5寸。

【主治】腎虧之頭痛、眼花、坐骨神經痛、疲勞、腎臟炎、四肢骨腫、背痛（女人用之效更大，兩手不宜同時用）。

【取穴】在小指掌骨外側，距手腕橫紋2.5寸是穴。

【手術】針1～1.5寸。

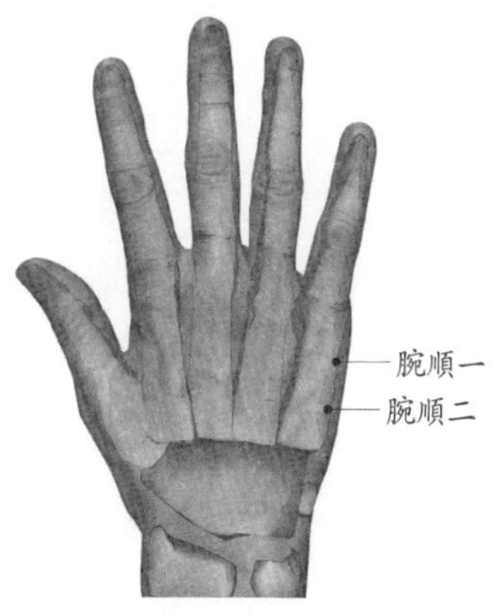

腕順1、腕順二穴

腕順二穴

【部位】手指掌骨外側，距腕橫紋1.5寸。

【主治】鼻出血以及腕順一穴主治各症。

【取穴】當小指掌骨外側，距手橫紋1.5寸是穴。

【手術】針深1～1.5寸。

其門穴

【部位】在手橫紋後2寸處，橈骨之外側。

【主治】婦科經脈不調、赤白帶下、大便脫肛、痔瘡

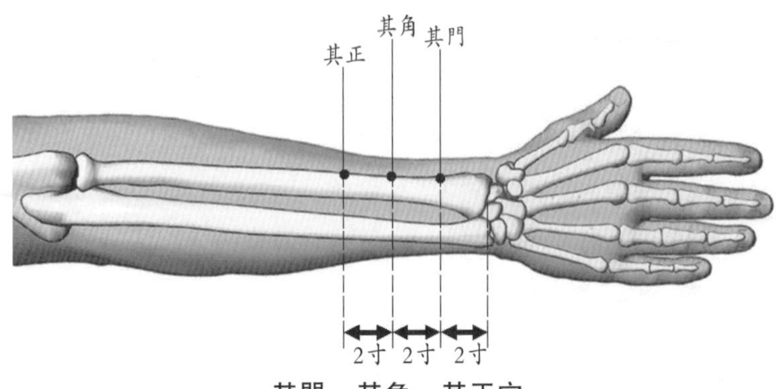

其門、其角、其正穴

痛。

【取穴】當橈骨之外側，距手橫紋2寸處是穴。

【手術】臂側放針斜刺約與皮下平行，針深2～5分。

其角穴

【部位】橈骨之外側，距手腕橫紋後4寸（距其門2寸）。

【主治】婦科經脈不調、赤白帶下、大便脫肛、痔瘡痛。

【取穴】當橈骨之外側，距手橫紋4寸處是穴。

【手術】臂側放針斜刺約與皮下平行，針深2～5分。

其正穴

【部位】橈骨之外側，距手橫紋6寸（距其角2寸）。

【主治】婦科經脈不調、赤白帶下、大便脫肛、痔瘡痛。

【取穴】當橈骨之外側，距手橫紋6寸處是穴。

【手術】臂側放針斜刺約與皮下平行，針深2～5分。

【應用】其門、其角、其正三穴同針。

心門穴

【部位】在尺骨鷹嘴突起之上端，去肘尖1.5寸陷中。

【主治】心臟炎、心跳胸悶、嘔吐、乾霍亂、丹毒、小腸氣、大腿彎前側痛。

【取穴】手撫胸取穴，當下尺骨內側陷處，距肘尖1.5寸是穴。

【手術】針深4～7分。

【注意】禁忌雙手同時取穴。

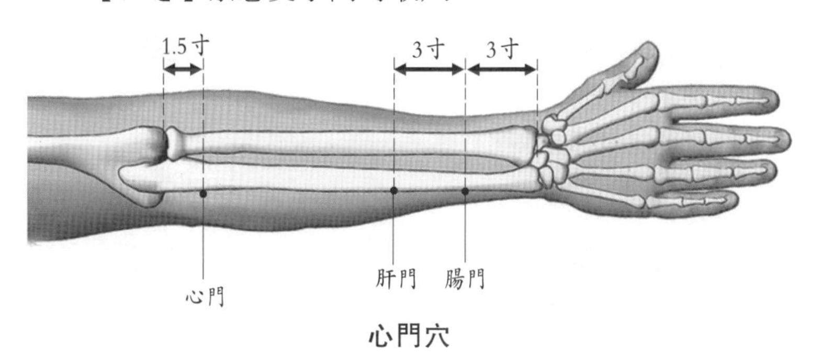

心門穴

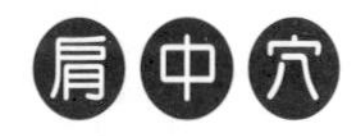

肩中穴

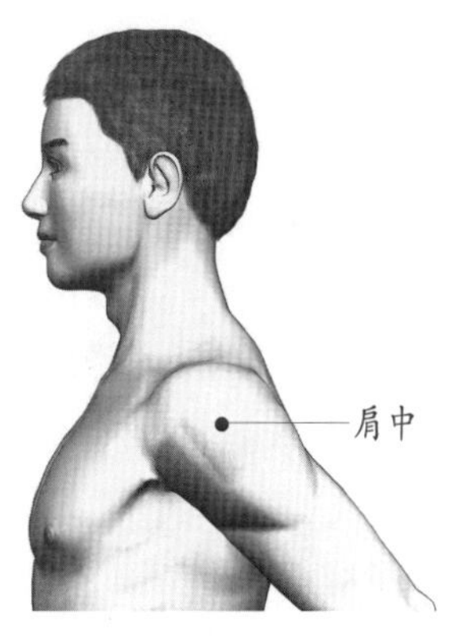

肩中穴

【部位】當後臂肱骨之外側，去肩骨縫2.5寸。

【主治】膝蓋痛（特效針）、皮膚病（對頸項皮膚病有特效）、小兒麻痺、半身不遂、心跳、血管硬化、鼻出血、肩痛。

【取穴】手臂平垂，當肩骨向

下2.5寸。

【手術】針深0.5～1寸。

【應用】左肩痛針右肩穴，右肩痛針左肩穴，具有特效。

上瘤穴

【部位】在足底後跟前緣正中央。

【主治】腦瘤、腦積水（大頭瘟引起者）、小腦痛、腦神經痛、體弱。

【取穴】平臥，當足底後跟硬皮之前緣正中央是穴。

【手術】針深3～5分。

【注意】針深過量（超過5分）會引起心中不安，應忌之。

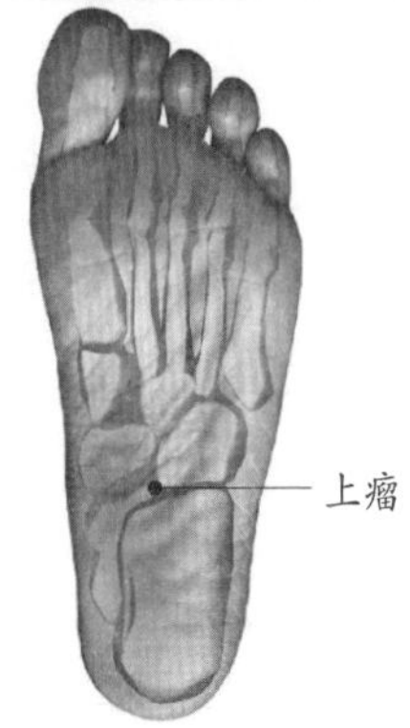

上瘤穴

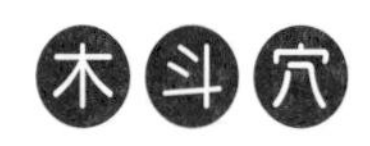

木斗穴

【部位】在第3蹠骨與第4蹠骨之間，去蹠骨與趾骨關節5分。

【主治】脾腫大（硬塊）、消化不良、肝病、疲勞、膽病、小兒痲痺。

【取穴】當第三蹠骨與第四蹠骨之間，去蹠骨與趾骨關節5分處是穴。

【手術】針深3～5分。

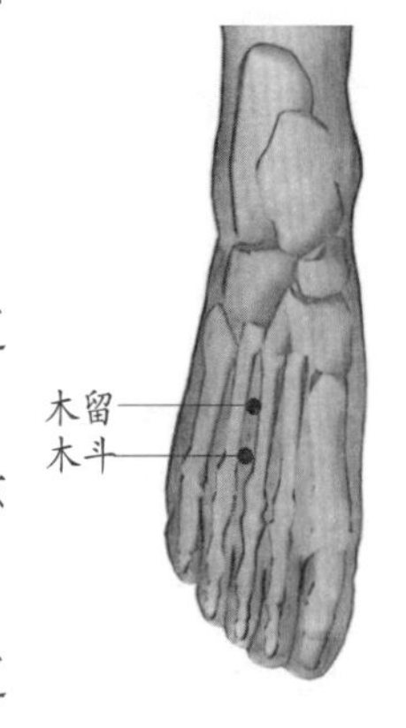

木斗、木留穴

木留穴

【部位】在第3蹠骨與第4蹠骨之間，去蹠骨與趾骨關節1.5寸。

【主治】白細胞增多、脾腫大、消化不良、肝病、疲勞、膽病、小兒麻痺、中指無名指痛。

【手術】針深3～5分。

正筋穴

【部位】在足後跟筋中央上，距足底3.5寸。

【主治】脊椎骨閃通、腰痛、頸項筋痛、腦骨脹大、腦積水。

【取穴】當足後跟筋正中央上，距足底3.5寸處是穴。

【手術】針深5～8分（針透過筋效力尤佳）。體壯坐位扎針，體弱側臥位扎針。

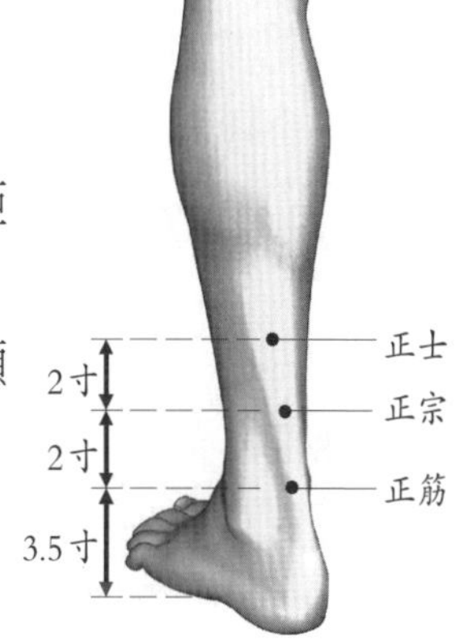

正筋、正宗穴

正宗穴

【部位】在正宗穴上2寸處。

【主治】肩背痛、腰痛、坐骨神經痛。

【取穴】當足後跟筋之正中央上，距正宗穴上2寸處是穴。

【手術】針深0.5～1寸。

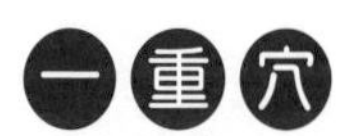

一重穴

【部位】在外踝直上3寸向前橫開1寸。

【主治】甲狀腺腫大、眼球突出、扁桃腺炎、口眼喎斜、偏頭痛、痞塊、肝病、腦瘤、腦膜炎、脾發炎、脾腫大、脾硬化、乳癌、乳腫大、三叉神經痛。

【取穴】當外踝尖直上3寸，向前橫開1寸處是穴。

【手術】針深1～2寸。

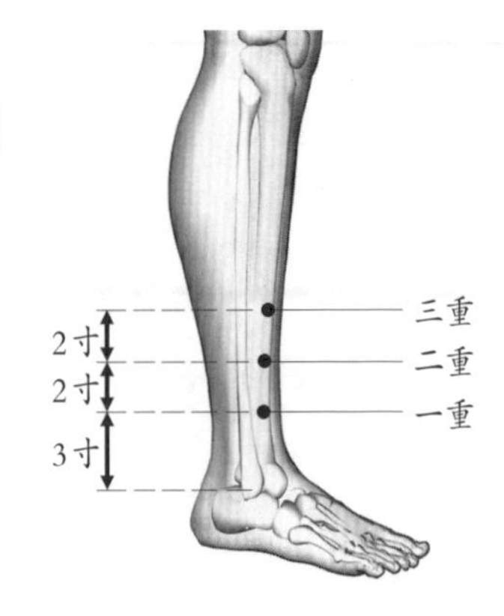

一重、二重、三重穴

【部位】在一重穴直上2寸（外踝直上5寸，向前橫開1寸）。

【主治】甲狀腺腫大、眼球突出、扁桃腺炎、口眼喎斜、偏頭痛、痞塊、肝病、腦瘤、腦膜炎、脾發炎、脾腫大、脾硬化、乳癌、乳腫大、三叉神經痛。

【取穴】當一重穴直上2寸處是穴（外踝直上5寸，向前橫開1寸）。

【手術】針深1～2寸。

三重穴

【部位】在二重穴直上2寸（在外踝直上7寸，向前橫開1寸）。

【主治】甲狀腺腫大、眼球突出、扁桃腺炎、口眼喎斜、偏頭痛、痞塊、肝病、腦瘤、腦膜炎、脾發炎、脾腫大、脾硬化、乳癌、乳腫大、三叉神經痛。

【取穴】當二重穴直上2寸處是穴（在外踝直上7寸，向前橫開1寸）。

【手術】針深1～2寸。

【應用】一重、二重、三重三穴同時取穴（即所謂的倒馬針），為治療上述各症之特效針。

四花上穴

【部位】在膝眼下3寸，脛骨外廉。

【主治】哮喘、牙痛、心跳、口內生瘤、頭暈、心臟炎、抽筋、轉筋、霍亂。

【取穴】當膝眼之下方3寸，在前脛骨肌與長總趾伸肌起始部之間凹陷中是穴。

【手術】針深2～3寸。針深1.5～2寸治哮喘，針深3寸治心臟病。

【應用】四花上穴配搏球穴治轉筋霍亂，此時四花上穴須針深3寸。

四花中穴

【部位】四花上穴直下4.5寸。

【主治】哮喘、眼球病、心臟炎、心臟血管硬化（心兩側疼痛）、心臟麻痺（胸悶難過，坐臥不安）、急性胃痛、骨骼脹大、肺積水、肺結核、肺瘤、肺氣腫、肩胛痛、食指痛。消骨生肌。

【取穴】當四花上穴直下4.5寸處是穴。

【手術】三棱針刺出血治心臟血管硬化、急性胃痛、腸炎、胸部發悶、

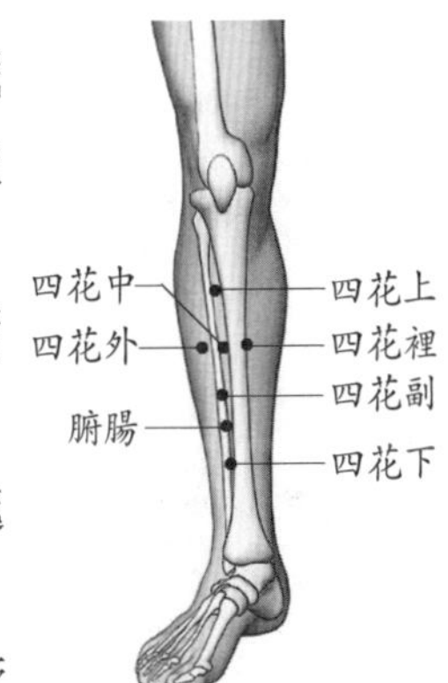

四花上、四花中穴

肋膜炎。用毫針針深2～3寸治哮喘、眼球痛。

天皇穴

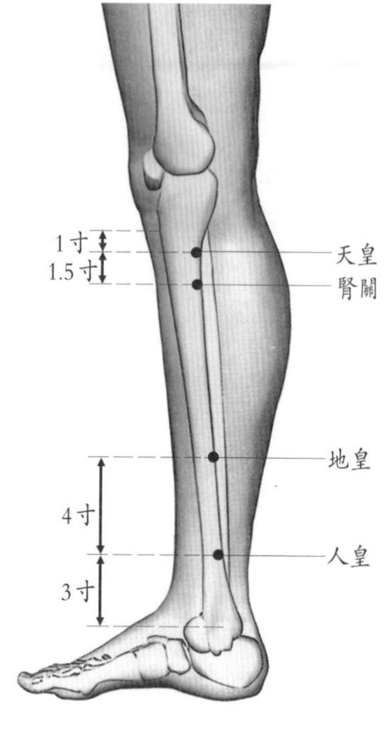

天皇等穴

【部位】在脛骨頭之內側凹陷中，去膝關節2.5寸。

【主治】胃酸過多、反胃（倒食症）、腎臟炎、糖尿病、小便蛋白尿、心臟病、高血壓、心臟病引起之頭暈、頭痛、臂痛、失眠。

【取穴】當膝下內輔骨下陷中，在脛骨頭之內側，去膝關節2.5寸是穴。

【手術】針深0.5～1寸。

【應用】與天皇副穴配合治療倒食症、胃酸過多。

【注意】不宜灸，孕婦禁針。

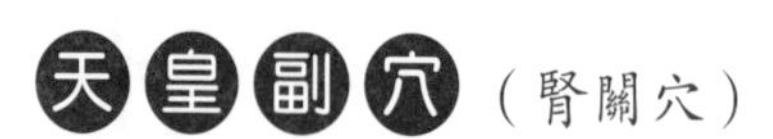

天皇副穴（腎關穴）

【部位】在天皇穴直下1.5寸。

【主治】胃酸過多、倒食症、眼球喎斜、散光、貧血、癲癇病、神經病、眉棱骨痛、鼻骨痛、頭暈、腎虧引起的坐骨神經痛、頭疼、腰酸、近視眼。直刺治胸口悶、痛；斜刺治腎虧之病。

【取穴】當脛骨之內側，天皇穴直下1.5寸處是穴。

【手術】針深0.5～1寸。

【應用】通常為天皇穴配針，治療胃酸過多、倒食症。

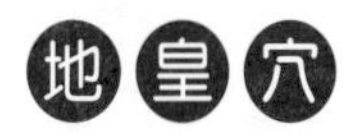

【部位】在脛骨之內側，距內踝7寸。

【主治】腎臟炎、四肢浮腫、糖尿病、淋病、陽痿、早洩、遺精、滑精、夢遺、小便蛋白尿、小便出血、子宮瘤、月經不調、腰痛。

【取穴】當脛骨之內側後緣，去內踝7寸處是穴。

【手術】針與腿約成45°角刺入，針深1～1.8寸。

【注意】孕婦禁針。

人皇穴

【部位】在脛骨之內側後緣，在內踝上3寸。

【主治】淋病、陽痿、早洩、遺精、滑精、腰脊椎骨痛、脖子痛、頭暈、手麻、糖尿病、小便蛋白尿、小便出血、腎臟炎、腰痛。

【取穴】當脛骨之內側後緣，去內踝3寸處是穴。

【手術】針深0.8～1.2寸。

【注意】孕婦禁針。

側三里

【部位】四花上穴向外旁開1.5寸。

【主治】牙痛、面部麻痹。

【取穴】在腓骨的前緣，即四花上穴向外橫開1.5寸處是穴。

【手術】0.5～1寸。

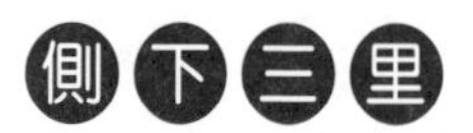

側下三里

【部位】在側三里穴直下2寸。

【主治】牙痛、面部麻痹。

【取穴】在腓骨前緣，即側三里穴直下2寸處是穴。

【手術】0.5～1寸。

側三里、側下三里穴

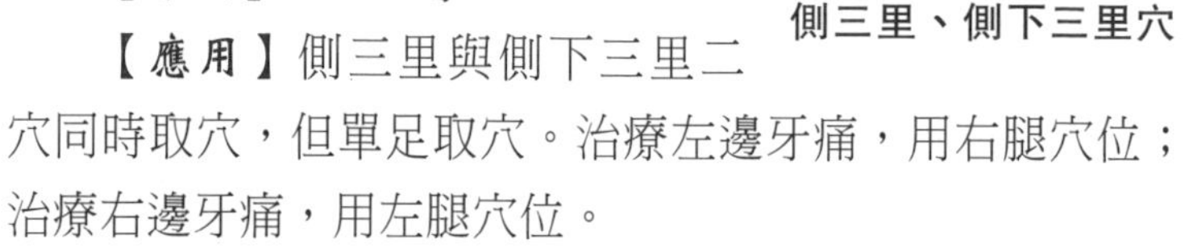

【應用】側三里與側下三里二穴同時取穴，但單足取穴。治療左邊牙痛，用右腿穴位；治療右邊牙痛，用左腿穴位。

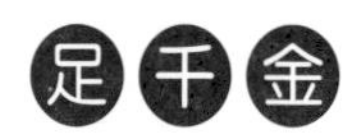

足千金

【部位】在側下三里穴外（後）開5分（然後正對外踝尖）直下2寸。

【主治】急性腸炎、魚骨刺住喉管、肩膀及肩背痛、喉嚨生瘡、喉炎、扁桃腺炎、甲狀腺腫。

【取穴】當腓骨前緣，側下三里穴向後橫開5分直下2寸處是穴。

【手術】針深0.5～1寸。

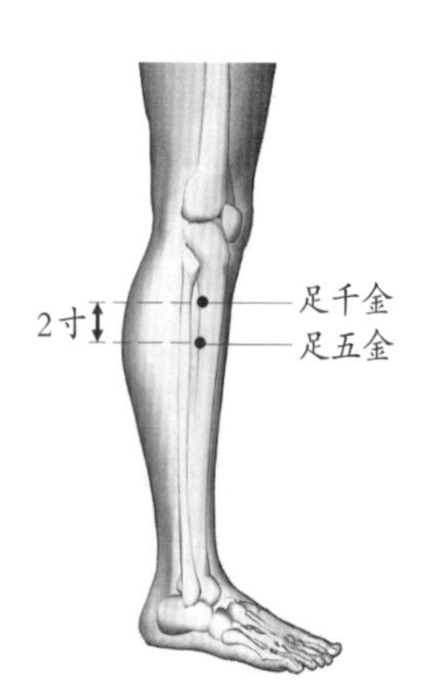

足千金、足五金穴

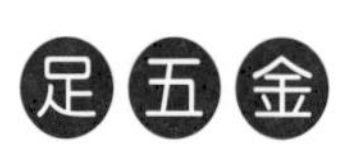

足五金

【部位】在足千金穴直下2寸。

【主治】急性腸炎、魚骨刺住喉

管、肩膀及肩背痛、甲狀腺腫。

【取穴】當腓骨前緣，即足千金穴直下2寸。

【手術】針深0.5～1寸。

【應用】足千金穴與足五金穴通常同時取穴，除治療甲狀腺炎可同時雙足取穴下針外，其他各病症均單足取穴下針。

外三關穴

外三關上
外三關中
外三關下

外三關穴

【部位】在外踝尖與膝蓋外側高骨之直線上。

【主治】扁桃腺炎、瘤、癌、喉炎、腮腺炎、肩臂痛，各種瘤。

【取穴】當外踝尖與膝蓋外側高骨連線之中點一穴，中點與該高骨之中點又一穴，中點與外踝之中點又一穴。共3穴。

【手術】針深1～1.5寸。

通關穴

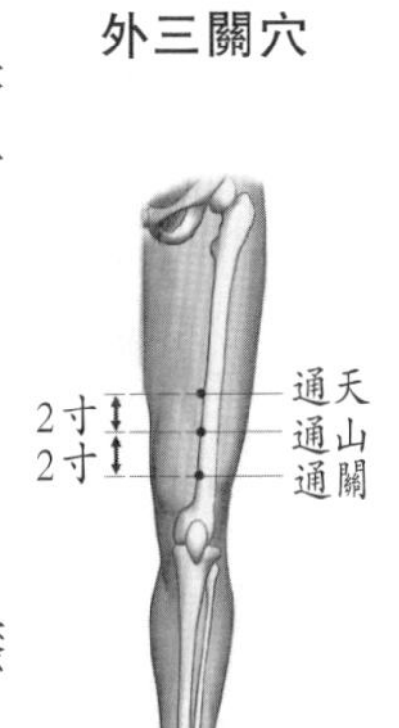

通關、通山、通天穴

【部位】在大腿正中線的股骨上，距膝蓋橫紋上5寸。

【主治】心臟病、心包絡（心口）痛、心兩側痛、心臟病而引起身體各部之風濕病、頭暈、眼花、心跳、胃病、四肢痛、腦貧血。

【取穴】當大腿正中線之股骨上，在膝蓋橫紋上5寸處是穴。

【手術】針深3～5分。

通山穴

【部位】在通關穴直上2寸。

【主治】心臟病、心包絡（心口）痛、心兩側痛、心臟病而引起身體各部之風濕病、頭暈、眼花、心跳、胃病、四肢痛、腦貧血。

【取穴】當大腿正中線股骨上，距通關穴上2寸處是穴。

【手術】針深5～8分。

通天穴

【部位】在通關穴直上4寸。

【主治】心臟病、心包絡（心口）痛、心兩側痛、心臟病而引起身體各部之風濕病、頭暈、眼花、心跳、胃病、四肢痛、腦貧血。

【取穴】當大腿正中線股骨上，在通山穴上2寸處是穴。

【手術】針深0.5～1寸。

【注意】通關、通山、通天三穴不能雙足六穴同時下針，僅能雙足各取一穴至二穴下針，高血壓者雙足只許各取一穴。

通腎穴

【部位】在膝蓋內側上緣。

【主治】陽痿、早洩、淋病、腎臟炎、糖尿病、腎虧而引起之頭暈及腰痛、腎臟病之風濕痛、子宮痛、婦科赤白帶下、口乾、喉痛、喉瘤。

【取穴】當膝蓋內側上緣凹陷處是穴。

【手術】針深3～5分。

通胃穴

【部位】在通腎穴上2寸。

【主治】陽痿、早洩、淋病、腎臟炎、糖尿病、腎虧而引起之頭暈及腰痛、腎臟病之風濕痛、子宮痛、婦科赤白帶下、口乾、喉痛、喉瘤、背痛。

【取穴】膝蓋上2寸，當大腿內側赤白肉際處是穴。

【手術】針深0.5～1寸。

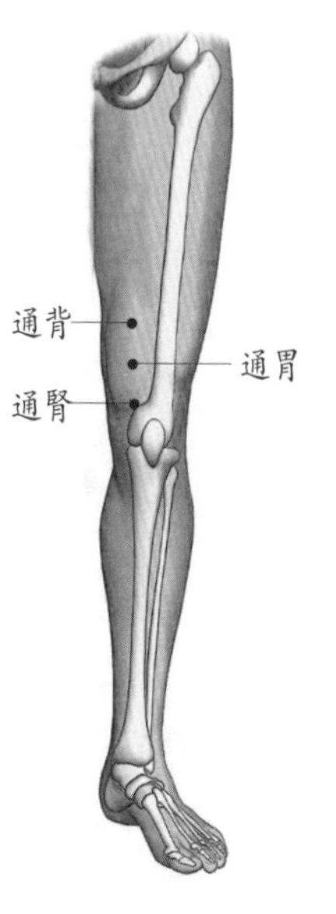

通腎、通胃、通背穴

通背穴

【部位】在通胃穴直上2寸。

【主治】陽痿、早洩、淋病、腎臟炎、糖尿病、腎虧而引起之頭暈及腰痛、腎臟病之風濕痛、子宮痛、婦科赤白帶下、口乾、喉痛、喉瘤、背痛。

【取穴】當通胃穴直上2寸處是穴。

【手術】針深0.5～1寸。

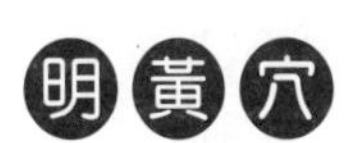

明黃穴

【部位】在大腿內側之正中央。

【主治】肝硬化、肝炎、骨骼脹大、脊椎長芽骨、肝功能不夠而引起之疲勞、腰酸、眼昏、眼痛、肝痛、白細胞增多、消化不良。

【取穴】當大腿內側前後上下之中心點處是穴。

【手術】針深1.5寸～2.5寸。

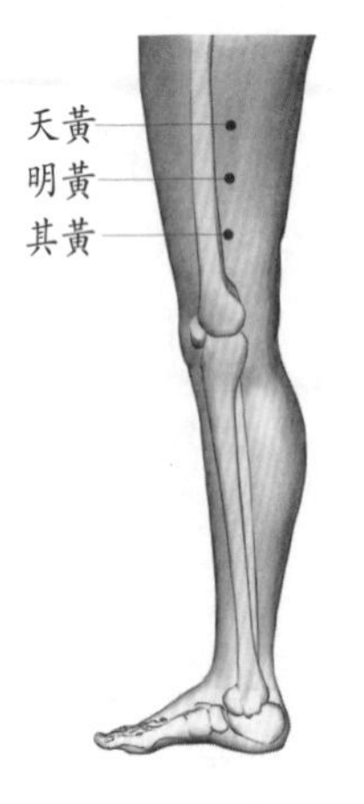

明黃、天黃、其黃穴

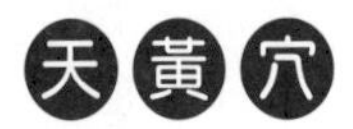

天黃穴

【部位】在明黃穴上3寸。

【主治】肝硬化、肝炎、骨骼脹大、脊椎長芽骨、肝功能不夠而引起之疲勞、腰酸、眼昏、眼痛、肝痛、白細胞增多、消化不良。

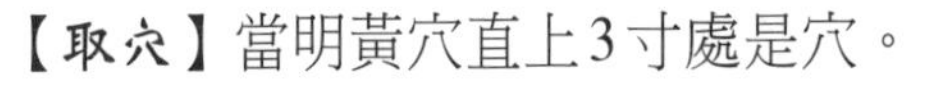
【取穴】當明黃穴直上3寸處是穴。

【手術】針深1.5寸～2.5寸。

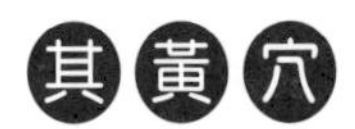

其黃穴

【部位】當明黃穴直下3寸。

【主治】黃疸病及明黃穴主治各症。

【取穴】當明黃穴直下3寸處是穴。

【手術】針深1.5～2寸。

【應用】天黃、明黃、其黃三穴同時取穴下針，主治肝炎、肝硬化、骨骼脹大、肝機能不夠而引起之各症、脾硬化、舌瘡、心臟衰弱、心臟病、軟骨突出壓迫神經。

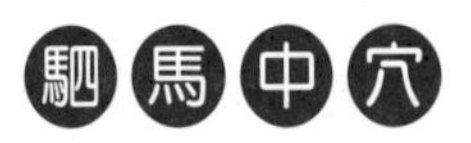

駟馬中穴

【部位】直立，兩手下垂，中指尖所至處向前橫開3

寸。

【主治】肋痛、背痛、肺機能不夠之坐骨神經痛及腰痛、肺弱、肺病、胸部被打擊後而引起之胸背痛、肋膜炎、鼻炎、耳聾、耳鳴、耳炎、面部神經麻痹、眼發紅、哮喘、半身不遂、皮膚病、瘡癬、眼球突出、臉上有黑斑、雀斑、青春痘、白眼珠有紅血絲、鼻塞、飲食過度。

【取穴】直立，兩手下垂，當中指尖所至處向前橫開3寸處是穴。

【手術】針深0.8～2.5寸。

駟馬上穴

【部位】在駟馬中穴直上2寸。

【主治】肋痛、背痛、肺機能不夠之坐骨神經痛及腰痛、肺弱、肺病、胸部被打擊後而引起之胸背痛、肋膜炎、鼻炎、耳聾、耳鳴、耳炎、面部神經麻痹、眼發紅、哮喘、半身不遂、皮膚病、瘡癬、眼球突出、臉上有黑斑、雀斑、青春痘、白眼珠有紅血絲、鼻塞、飲食過度。

【取穴】當駟馬中穴直上2寸處是穴。

【手術】針深0.8～2.5寸。

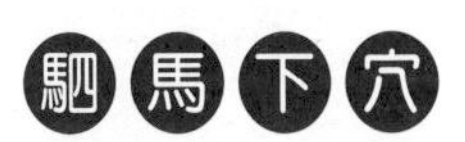

【部位】在駟馬中穴直下2寸。

【主治】肋痛、背痛、肺功能不

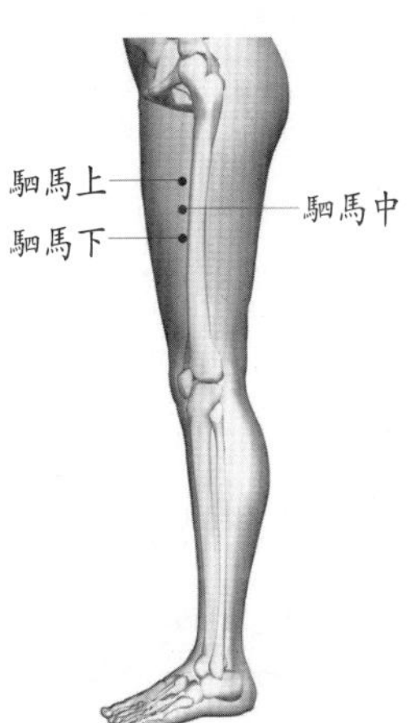

駟馬中、駟馬上、駟馬下穴

夠之坐骨神經痛及腰痛、肺弱、肺病、胸部被打擊後而引起之胸背痛、肋膜炎、鼻炎、耳聾、耳鳴、耳炎、面部神經麻痹、眼發紅、哮喘、半身不遂、皮膚病、瘡癬、眼球突出、臉上有黑斑、雀斑、青春痘、白眼珠有紅血絲、鼻塞、飲食過度。

【取穴】當駟馬中穴直下2寸處是穴。

【手術】針深0.8～2.5寸。

【應用】治療肋痛、背痛、坐骨神經痛，單足取駟馬中、駟馬上、駟馬下，三穴同時下針，左痛取右穴，右痛取左穴；治療其餘各症，兩組六穴同時取之。

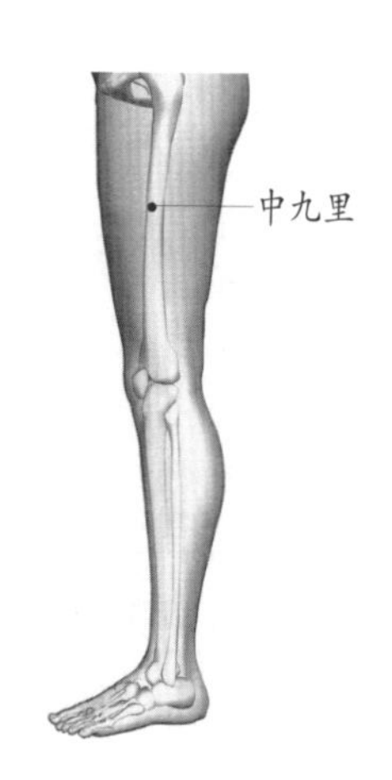

中九里穴

中九里穴

【部位】大腿外側中央線之中點。

【主治】背痛、腰痛、腰脊椎骨痛、半身不遂、神經麻痹、脖頸痛、頭暈、眼脹、手麻、臂麻、腿痛。

【取穴】當大腿外側中央線之中點外取穴。

【手術】針深5～8分。

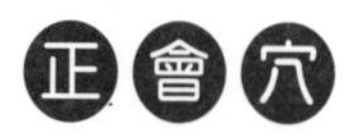

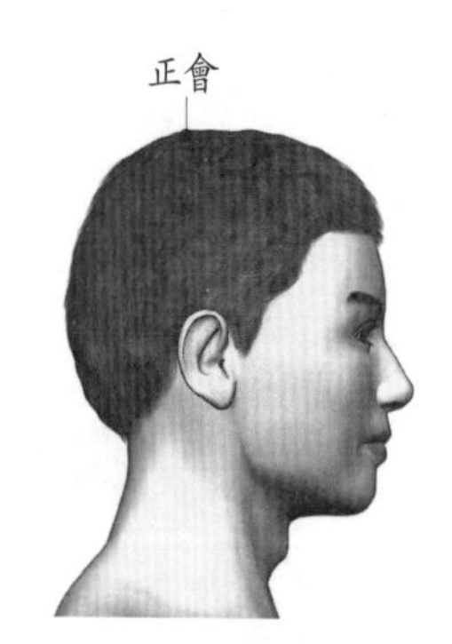

正會穴

【部位】在頭頂之正中央。

【主治】四肢顫抖、各種風症、

身體虛弱、小兒驚風、眼斜嘴喎、半身不遂、神經失靈、中風不語。

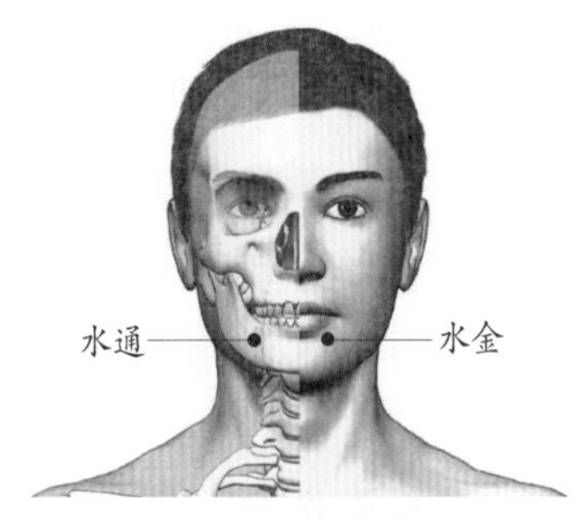

水通、水金穴

【取穴】正坐，以細繩豎放頭頂中行，前垂鼻尖，後垂頸骨正中，另以一繩橫放頭頂，左右各垂耳尖，此繩在頭頂之交叉點是穴。

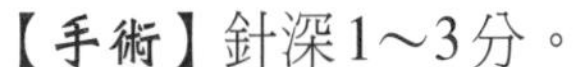

【手術】針深1～3分。

水通穴

【部位】在嘴角之下4分。

【主治】風濕病、腎虛引起的疲勞、頭暈、眼花、腎虛、腎虧、腰痛、閃腰、岔氣。

【取穴】當嘴角之下4分處是穴。

【手術】針由內向外斜扎，針深1～5分。

水金穴

【部位】在水通穴向裡平開5分。

【主治】同水通穴。

【取穴】從水通穴向裡平開5分處是穴。

【手術】針由內向外斜扎，針深1～5分。

【運用】水通、水金兩穴均主治腎病，取穴下針時應就發青處針之。

三、董氏針法及適應證

（一）董氏針法

董氏針法別具一格，自成一家，與十四正經傳統針法迥然不同。董氏特種針法有三種：倒馬針法、動氣針法、牽引針法。

1. 倒馬針法

倒馬針法係利用兩針或三針並列的方式，加強療效的一種特殊針法。兩針並用為小倒馬針，三針並用為大倒馬針，奇穴與十四經均可利用此針法。

董氏奇穴所具有最大的特點就是這種倒馬組穴而成，在董氏奇穴中常用的重要穴位大多數為倒馬組穴，如上三黃、足駟馬、足三重、指三重、三其穴等。

如十四經中的曲池與手三里調理陽明氣血的合用、內關與間使治療心臟病、支溝與外關治療少陽經坐骨神經痛、內庭與陷谷治療胃病等穴位之間的合用，均為這一針法的具體運用。

這種臨近兩針同時並列的針法，較之散列的多針的效果，是來的較大而確實的。

2. 動氣針法

動氣針法即動引其氣之義，就是針刺後立動患處牽引其氣的一種操作方法。當針刺某個穴位得氣後，邊行針邊令患者活動患處的方法，使病痛立即緩解，表示所選之穴已發揮應有的效能。

這種針法是董氏針法中應用最廣的一種針法，此針法不僅是董氏奇穴中的重要針法，並且是目前傳統針灸的一種重要手法，特別是一針療法中治療各種痛證，被廣泛運用，一針療法若離開了動氣針法，其療效則會大大降低。

動氣針法簡單實用，作用強大，是提高針刺療效的一種有效手段，在臨床應根據病情靈活運用。

3. 牽引針法

牽引針法是兩端選穴相互牽引之意。牽引針法的作用在於疏導與平衡。臨床操作時先以健側遠端取穴為治療針，再於患側遠端取相關穴位作牽引針，然後兩端同時捻針，交互感應，這樣患處必在兩穴之間，彼此兩穴相互牽引，其氣相通，病痛而解。

這種針法仍然是一種簡單有效的好方法，在臨床中具有很強的實效性。如太陽經型坐骨神經痛，先取健側的後谿、腕骨為主針，再取患側的束骨穴作牽引針。牽引針法真正起到了「牽一髮而動全身」的作用

倒馬、動氣、牽引針法，雖然操作簡單，但作用功效強大，運用這些針法能最大限度、最快速地激發人體內在潛能，集中定向達到病灶，使諸多疑難雜症、頑症痼疾而速癒。

四、適應證

董氏奇穴針灸取穴少、見效快、治療範圍廣，無論常見病還是疑難痼疾均有很好的治療功效，尤其是對各種痛症作用更加滿意。

如各類骨質增生、腰椎間盤突出症、頸肩腰背腿痛等運動系統疾病均有特效。

五、頸肩腰腿痛常見病症董氏針灸臨床應用

1. 落枕

①重子穴、重仙穴。②正筋穴、正宗穴。

2. 肩周炎

①腎關穴。②四花中穴。③足千金穴、足五金穴。④肩中穴。

3. 頸肩痛

①腎關穴。②重子穴、重仙穴。

4. 肩痛

肩中穴。

5. 肩胛骨痛

①重子穴、重仙穴。②心膝穴。

6. 肩臂痛

外三關穴。

7. 肩背痛

①足千金穴、足五金穴。②通胃穴、通背穴。③腎關穴。④重子穴、重仙穴。

8. 胸椎痛

①肺心穴。②心膝穴。

9. 尾椎骨痛

肺心穴。

10. 尾椎骨尖端痛

心門穴。

11. 頸、胸、腰骨質增生

上三黃穴。

12. 急性腰扭傷

①二角明穴。②馬金水穴。③馬快水穴。

13. 肘關節痛

①靈骨穴。②四花中穴。

14. 手臂不舉

①腎關穴（手臂不能前抬者）。②四花中穴。③足千金穴、足五金穴（手臂不能後抬者）。④氣虛者靈骨穴、大白穴；心血不足者火膝穴、內通關、內通山、內通天。

15. 手腕痛

①四肢穴。②側三里穴、側下三里穴。

16.手指麻

①木斗穴、木留穴。②火菊穴。③腎關穴。

17. 手指痛

①五虎一穴、五虎二穴。②人士穴。

18. 手指拘攣不伸

重子穴、重仙穴。

19. 大腿痛

①三叉三穴。②中九里。③心門穴。

20. 坐骨神經痛

①虛性坐骨神經：靈骨穴、大白穴。②太陽經型坐骨神經痛：腕順一、腕順二。③少陽經型坐骨神經痛：中白、下白。

21. 膝蓋痛

①肩中穴。②心門穴。③心膝穴。④三金穴點刺放血。⑤土水穴。

22. 小腿脹痛

①肩中穴。②次白穴。③精枝穴點刺。

23. 足踝扭傷

①小節穴。②五虎四穴、五虎五穴。

24. 足跟腱痛

膽穴。

24. 足跟痛

①五虎五穴。②靈骨穴。

第二節　刺絡放血療法

一、概 述

成書於戰國時期的《黃帝內經》的誕生，標誌著針灸理論體系的基本形成，為後世針灸學術的發展奠定了基礎，歷代針灸都源於此，至今針灸理論的框架也源於此書。本書共有162篇，其中67篇有關於刺血療法的論述，46篇內容專門介紹了刺血療法，全面記載了刺血療法的名稱、依據、作用、針法、取穴方法、主治範圍、應用方式、禁忌及注意事項等，較為系統全面。

由此可見古人不僅能夠廣泛的運用這一療法，而且已有了完整的理論體系。

《黃帝內經》中的理論是後世刺血療法的中心依據，奠定了刺血療法的理論基礎。歷代醫家都以此為綱要，現代刺血療法仍以此為最基本的核心內容。《靈樞·九針十二原》中言「菀陳則除之」。《素問·陰陽應象大論》中說：「血實宜決之。」《靈樞・經脈篇》說：「故刺諸絡脈者，必刺其結上甚血者，雖無結，急取之，以瀉其邪而出其血。」《素問・血氣形志篇》言：「凡治病必先去其血。」等治療原則。並且在不同的篇章中對刺血專用工具及疾病的治療進行了詳細的記述。《靈樞・九針十二原》說：「九針之名，各不同形，……四曰鋒針，長一寸六分，……鋒針者，刃三隅以發痼疾。」《靈樞・九針》中云：「四曰鋒針，取法於絮針，筒其身，鋒其末，長一寸六分，主癰熱出血。」可見，這一時期刺血療法的體系已較為完整的形成。

二、基本操作

1. 刺血療法針具

《靈樞・九針十二原》中載曰：「九針之名，各不同形，一曰鑱針，長一寸六分……四曰鋒針，長一寸六分，五曰鈹針，長四寸……。」九針各有不同，各有所用。可用於刺絡的主要是鋒針與鈹針。《靈樞・九針十二原》中曰：「鋒針者，刃三隅以發痼疾。」又說：「鈹針者，末如劍鋒，以取大膿。」可見兩針都用於刺絡，後世的三棱針是有鋒針演變而來。

近代在臨床用於刺絡的針具主要是三棱針，現代仍然還較為常用。目前，隨著無菌醫學的規範化，現代刺血工具有了新的變化，多為一次性的刺血針具，現代用之最廣的是刺血筆的運用，再就是一次性刺血針頭的運用。一次性刺血針頭非常鋒利，痛苦小，易出血，並且做到了徹底的無菌操作，將是下一步所常用的刺血針具。筆者在臨床都是以此針具而用。

2. 常用刺血手法

在歷代刺血療法中所用的針刺手法頗多，在臨床用之較多的有4種。分別是點刺法、散刺法、刺絡法、挑刺法。

（1）**點刺法：**本法是用刺血針點刺腧穴或血絡以治療疾病的方法。此法最常用於手指、足趾末端的穴位，以及頭面部的穴位，如十二井、十宣、耳尖等穴。

（2）**散刺法：**本法又稱為「圍刺」、「叢刺」、「豹紋刺」。此法是在病變局部及其周圍進行連續點刺以治療疾病的方法，根據病變部位大小不同點刺，由病變外緣呈環形向中心點刺，亦可用梅花針重扣應刺部位使之出血。可用於癤腫癰疽、局部慢性潰瘍、帶狀皰疹、頑癬癢等疾病。

（3）**刺絡法：**用刺血針直接刺入皮下淺靜脈，使其自然流出血液，血盡而止，或血變而止，目前這一手法用之甚廣。如委中、曲澤、太陽、耳背等部位的刺血。

（4）**挑刺法：**這一刺法是用刺血針挑斷皮下白色纖維組織，用以治療某些疾病的方法。挑刺法的治療，首先確定挑刺的部位，先找反應點，反應點類似丘疹，一般似針帽大小，多呈褐色或粉紅、灰白、棕褐色等。如麥粒腫在肩背區反應點、痔疾在腰骶部的反應點、支氣管哮喘、胃病等反應點的挑刺。

三、出血量

刺血治療時一定把握好出血量，首先要以患者的具體病情決定出血量的多少，然後還要根據患者的體質、年齡、季節、刺血的次數和個體耐受性等多方面決定出血量的多少。刺血過多不僅使患者加重痛苦，還對患者造成一定的危害，量過少又達不到治療需求，所以要求出血量必須適中，中病而止。

在臨床上根據刺血量的多少一般有三種治療方案，大量出血在100～200毫升之間；中等量的出血一般在50～100毫升之間；少量的出血在50毫升以下。臨床上以少量和中等量的出血為多用。但總的要求一定因人因病而異。

四、適應證與其忌證

（一）適應證

刺血療法是針灸臨床中獨具特色的有效療法。具有適應證廣、取材方便、費用低廉、取穴少而精、操作簡單、奏效迅速、不良反應少等多方面的優勢作用。故被歷代針灸醫家所樂用，一直歷代相傳，經久不息。

在現代臨床中運用更加廣泛，不僅用於治療慢性病、實證，而且也能用於多種急症、虛證的患者，對許多疑難雜病往往可見奇效。所以乃有「神奇的療法」、「綠色療法」等稱謂。

目前，據多方面的資料統計，刺血療法已用於臨床各科近300種病的治療。透過大量臨床治療觀察，刺血療法對以下疾病有著可靠的臨床效果。

（1）**內科疾病：**上呼吸道感染、肺炎、高血壓、心臟病、急性腸胃炎、消化性潰瘍、肝炎、膽囊炎、頭痛、三叉神經痛、面癱、多發性神經炎、更年期綜合徵、痛風、中暑、昏迷、休克等。

（2）**外科疾病：**癤腫、疔瘡、蜂窩組織炎、急性淋巴管炎、急慢性骨髓炎、血栓閉塞性脈管炎、靜脈炎、傷口感染、毒蛇咬傷、急性乳腺炎、痔瘡等。

（3）**骨科疾病：**急慢性腰扭傷、肩周炎、肱骨外上髁炎、落枕、腱鞘囊腫、跌打損傷、膝痛、跟痛症、踝關節扭挫傷、坐骨神經痛、腰椎病變、風濕及類風濕等。

（4）**婦科、男科疾病：**痛經、月經不調、急慢性盆腔炎、不孕症、產後乳少等疾病。前列腺炎、睾丸炎、陽痿等病。

（5）**兒科疾病：**小兒哮喘、小兒急慢性驚風、小兒急性喉炎、小兒麻痺後遺症、遺尿症、腦炎後遺症等。

（6）**五官科疾病：**急性結膜炎、麥粒腫、青光眼、牙痛、鼻炎、耳病、口瘡、扁桃體炎等。

（7）**皮膚科疾病：**神經性皮炎、痤瘡、黃褐斑、帶狀皰疹、斑禿、蕁麻疹、濕疹、酒渣鼻等。

（二）禁忌證

一種療法再好，也不能包治百病，刺血療法也依然如此。雖然本療法具有多種優勢作用，屬於一種綠色自然療法，但也有一定的禁忌證。當使用得當，對人體無任何不良副作用，若運用不當也會帶來一定的危害，所以必須掌握其禁忌證。

（1）體虛久病、貧血、低血壓、過度疲勞、嚴重嘔吐泄瀉的患者根據具體情況慎刺或禁刺。

（2）孕婦、習慣性流產、產後慎刺或禁刺，月經期慎刺。

（3）大出血及易出血患者禁刺，如血友病、血小板減少性紫癜等凝血機制障礙者。

（4）皮膚有感染、潰瘍、瘢痕、血管瘤等，禁在患處操作，可在周圍適當選穴。

（5）嚴重的傳染病人和心、肝、腎功能不全者要禁刺。

（6）動脈及血瘤（靜、動脈瘤）禁刺。

五、刺血療法在痹證的運用

中醫認為「通則不痛」，如果氣血運行失常，則會發生氣滯血瘀，經絡壅滯、閉塞不通，就會發生各種痹證。誠如《靈樞・經脈》所言：「諸刺絡脈者，必刺其結上，甚血者雖無結，急取之以瀉其邪而出其血，留之發為痹也。」也就是說，如果瘀血留於經絡可發展為痹證。《靈樞・陰陽二十五人》曰：「其經絡之凝澀，結而不通者，此於身皆為痛痹。」說明經絡凝結不通，瘀血於內，出現痛痹等證。

根據《內經》提出「血實宜決之」、「菀陳則除之」的治療原則來「通其經脈，調其血氣」，透過刺絡放血的方法疏通經絡中的瘀滯的氣血。《靈樞・壽夭剛柔》言：「久痹不去身者，使其血絡，盡出其血。」所以各種痹證皆適宜刺血治療，尤其是頑痹證更需要刺血治療。

在西醫臨床所說的頸肩腰腿痛疾病，大多數可用於刺血治療。如急性腰扭傷、落枕、頸椎病、肩周炎、臂叢神經痛、肱骨外上髁炎、強直性脊柱炎、骨質增生、風濕及類風濕關節炎、膝痛、腰椎病變、坐骨神經痛、梨狀肌綜合徵、股外側皮神經炎、腕管綜合徵、腱鞘囊腫、腕關節損傷、踝關節扭傷、跟痛症、痛風、雷諾綜合徵、血栓閉塞性脈管炎、格林、巴利綜合徵等病。

第三節　火針療法

一、概 述

火針療法是將特製的針具用火燒紅針體後，迅速刺入人體的一定腧穴或部位，從而達到防病治病目的的一種特殊治療方法。火針療法具有施治簡便、療效速捷的優勢特點，並對頑症痼疾可有良好的作用。

火針早在《黃帝內經》中已有記述，如《靈樞・經筋》中有載：「治在燔針劫刺也。」《素問・調經論》言：「病在筋，調之筋，病在骨，調之骨，燔針劫刺。」「燔針」即指火針。

在《傷寒論》將火針稱為「燒針」、「溫針」。到了晉代，陳延之在《小品方》中首次提出了「火針」的名稱。這一時期之前，火針主要用於寒證之病。到了唐代孫思邈的《備急千金要方》中記載可用於外科瘡瘍癰疽及痰核瘰癧等病，這是火針療法治療熱證最早的記錄，進一步擴展了火針的適用範圍。發展到宋代，火針到了鼎盛時期，可用火針治療內臟疾患，極大地擴展了火針的治療作用。手法逐漸完善，運用範圍不斷擴大，火針療法已成熟的運用於臨床。但到了清末因清政府對針灸排斥，針灸走向了衰退，火針更受到了重創。

1949年後針灸獲得了新生，火針也逐漸開始復生。其中，以原北京中醫學院賀普仁教授為代表發起和宣導了火針的臨床使用，使這一古老療法煥發出新的活力。

二、火針的治療作用

火針療法是借「火」之力而取效。火針是集毫針激發經氣、火氣溫陽散寒的功效於一體，由借火助陽，溫通經絡，開門祛邪，以熱引熱等機制起作用。

「借火助陽」是其根本，正是由於火，才有了開門、引熱等功能，產生了火針許多獨特的治療作用。可簡單的歸納為「溫」「通」「補」「清」「消」5個方面的作用。「溫」是溫經；「通」是通經；「補」是補氣血；「清」是清熱；「消」是消瘀散結。

三、火針的操作方法

1. 選穴

火針取穴多以局部取穴為主，《素問・經筋》篇云：「燔針劫刺，以知為數，以痛為腧。」就是說用火針取其痛點快速點刺到應有的深度，治療相關疾病。其次再可以按照毫針刺法選穴原則選取相關穴位，但選穴宜少。

2. 火針常用刺法

（1）**點刺法**：是最常用的火針刺法，用火針在腧穴上施以單針點刺的方法。其他火針刺法多以此法為基本。主要用於痛症及臟腑疾患。

（2）**密刺法**：在體表病灶上施以多針密集刺激的方法，每針間隔約1公分。重者可相應的密刺。主要用於增生性及角化性皮膚病，如神經性皮炎等。

（3）**散刺法**：在體表病灶上施以多針疏散刺激的方法，每針間隔2公分左右。

一般選擇細火針、淺刺為宜。主要用於治療四肢麻木，軀體痛癢，肢體拘攣等病證。

（4）**圍刺法**：圍繞體表病灶周圍施以多針刺激的方法，針刺點在病灶與正常組織的交界處。此法可改善局部血液循環，可用於臁瘡、帶狀皰疹等。

（5）**刺絡法**：用火針刺入體表血液瘀滯的血絡，放出適量血液的方法。本法在穴位區周圍的瘀絡點刺，如委中、曲澤、豐隆等穴位常以此法而用，是目前用之較多的刺血方法。

四、火針操作的基本要點

1. 練針

火針要求操作的速度極快，因此必須要有熟練的手法，平時多加練習，做到得心應手，手刺須準穩。

2. 練燒針

練燒針就是在最短的時間內將針燒到最合適的程度，這是火針操作的重要環節。《針灸大成・火針》言：「燈上燒。令通紅，用方有功。若不紅，不能去病，反損於人。」一般先燒針身，後燒針尖，根據需求可燒至白亮、通紅或微紅三種程度。

3. 針刺

操作時將燈儘量靠近施治部位，燒針後對準所刺部位垂直點刺，速進速退。

4. 針刺深度

針刺深度應根據患者的年齡、體質、病情和針刺部位的肌肉厚度而定。《針灸大成》有云：「切忌太深，恐傷經絡，太淺不能去病，惟消息取中耳。」一般腕踝關節可針刺0.2～0.3寸；頭面部、井穴針刺深度一般為0.05寸左右；腕踝關節周圍及以下、胸脅部一般在0.1～0.2寸；四肢、腰腹部一般針刺到0.2～0.5寸。

5. 療程與間隔時間

一般情況下，火針多為隔日治療。對於急性病可每日治療1次。慢性病3～7日治療1次。

總之，操作火針必須有牢固的針灸學基礎，臨床具體運用是在毫針針刺基礎下的一種運用方法。火針操作時要膽大心細，掌握「紅、準、快」三字原則。「紅」是指針要燒到一定火候；「準」是指進針時取穴準而不誤，並能達到預定的深度；「快」是指進出針的速度快捷。

五、火針的適應證、禁忌證與注意事項

（一）適應證

火針的適應證極為廣泛，可涉及內科、外科、骨科、皮膚科、婦科、兒科、男科、五官科等200餘種疾病。目前，在臨床用之最多療效確定的疾病如下：

（1）**骨科：**頸椎病、落枕、強直性脊柱炎、肩周炎、肱骨外上髁炎、腱鞘囊腫、骨性關節炎、腰椎病、腰肌勞損、關節扭挫傷、跟痛症、

（2）**內科：**咳喘、胃痛、慢性結腸炎、風濕性關節炎、類風濕關節炎、痛風、面神經炎、面肌痙攣、遺尿

等。

（3）**外科：**癰疽、丹毒、潰瘍、流行性腮腺炎、瘰癧、乳腺炎、乳腺增生、靜脈曲張、雞眼等。

（4）**皮膚科：**疣、痣、濕疹、痤瘡、雀斑、帶狀皰疹、神經性皮炎、蟲咬性皮炎、凍瘡等。

（5）**其他：**痛經、月經不調、子宮肌瘤、不孕症、外陰白色病變、小兒支氣管哮喘、前列腺病、不育症、陽痿、扁桃體炎、口腔潰瘍等。

（二）禁忌證

火針若使用得當，則為有效的治療方法，若為不當只會損傷皮肉。因此要嚴格掌握治療的禁忌。

（1）不明原因的腫塊部位、大失血、凝血機制障礙的患者，中毒的患者，精神失常者，均為禁忌。

（2）孕婦及新產後產婦，糖尿病患者，瘢痕體質或過敏體質者，慎用火針。

（3）高熱患者、危重患者也慎用火針。對一般針刺所禁忌的病患也為火針的禁忌。

（三）注意事項

（1）由於火針給人恐懼感，所以在第1次操作前，首先做好患者的解釋工作，避免患者緊張。

（2）凡為火針禁忌證者不可採用火針，要掌握好適應證與禁忌證。

（3）使用火針時應注意安全，防止燒傷或火災等意外事故的發生。

（4）針刺時應注意操作深度，防止刺傷臟器，並注意防止刺傷大動脈及神經幹。

（5）避免暈針、彎針、滯針、斷針等意外情況的發生。只有正確的操作方可避免這些意外情況的出現，若一旦發生，及時正確的處理。

（6）當針後當天針孔可出現發紅，或針孔有小紅點高出皮膚，甚或有些患者出現發癢，這屬正常現象，囑患者避免搔抓。24小時內不要浸水，以防感染，同時禁食或少食辛辣之物，注意休息。

六、火針療法在痹證的運用

痹證是由於風、寒、濕等邪氣閉阻經絡，影響氣血運行，導致肢體筋骨、關節、肌肉等處發生疼痛、重著、酸楚、麻木，或關節屈伸不利、僵硬、腫大、變形等症狀的一類疾病。《內經‧痹論》曰：「風寒濕三氣雜至，合而為痹也。」張介賓曰：「痹者，閉也，閉塞之義也。」當人體正氣不足，風寒濕邪侵襲經脈，導致脈氣不通，故致本病。火針有疏通和調暢經絡的作用。

火針療法可以溫通經脈，使得氣暢血行，達到「通則不痛」，故用火針可治療各種痹證。經絡阻滯，氣血運行受阻，筋肉肌膚失於濡養，則可出現上述不同的症狀。火針療法溫煦機體，疏通筋絡，鼓舞氣血運行，故能解除所出現的系列症狀。

火針療法治病機理在於溫熱經脈，人身氣血喜溫而惡寒，溫則留而通之，寒則澀而不行。火針療法正是藉助火力之陽，激發經脈之陽氣，使氣血調和、經絡暢通。火針這一作用機理正能夠解除痹證之因，達到有效的治療。所有的痹證皆能適合用火針治療。如落枕、頸椎病、風濕性關節炎、類風濕性關節炎、強直性脊柱炎、慢性腰肌勞損、肩關節周圍炎、網球肘、膝關節炎、肌筋膜炎、腰扭傷、關節扭挫傷、腰椎病、腱鞘炎、腱鞘囊腫、坐骨神經痛、梨狀肌綜合徵、痛風、靜脈曲張等病。

第四節　艾灸療法

一、概 述

「灸」據考證，最早大約在5000年前就被中國人發明了。灸療法的文獻記載，可追溯到春秋戰國時期。1973年湖南長沙馬王堆三號漢墓出土的帛書《足臂十一脈灸經》、《陰陽十一脈灸經》，既是關於經脈的專著，又是記載灸法最早的醫學典籍，由此灸法自此誕生。

針灸是針與灸的並稱。在臨床中針與灸常相合而用，有相互補充，相得益彰的作用。《靈樞・官能篇》說：「針所不為，灸之所宜。」孫思邈的《備急千金要方》云：「若針而不灸，灸而不針，皆非良醫也。」強調了針與灸應相並重，互為運用的重要性。在李梴的《醫學入門》云：「藥之不及，針之不到，必須灸之。」的運用記載。說明了古代醫家大力提倡針、灸並重，灸法是針法治病必要的補充。可以說針與灸各占50%的相等比例，在臨床中若單用針刺，被稱為下幹針，若單用灸法，被稱為灸療，相合而用故稱為針灸。

灸法是以艾絨為主要施灸材料，點燃後借其溫熱、藥物作用於經絡腧穴，用於防病治病的一種方法。

二、灸法的作用及應用

（一）作用

1. 有溫經散寒、行氣通絡

透過溫灸的方法以溫經散寒，加強機體氣血運行，達到臨床治療目的。如寒濕所引起的痹證、風寒型泄瀉等病。

2. 升陽舉陷、回陽固脫

陽氣衰則陰氣盛，陰氣盛則為寒、為厥，甚則欲脫。此時可用灸法能溫補虛脫之陽氣。在《傷寒論》中說：「下痢，手足厥冷，無脈者，灸之。」更有《扁鵲心書》：「真氣虛則人病，真氣脫則人死，保命之法，灼艾第一。」臨床多用於脫證、中氣不足、陽氣下陷之遺尿、脫肛、陰挺、崩漏、帶下等病。

3. 有消瘀散結，拔毒泄熱

風寒濕外邪侵襲機體，使人體局部氣血凝滯，經絡受阻，即可出現痹阻不通功能障礙。此時運用灸療，可使氣機通暢，營衛和暢，故瘀結自散。臨床可用於瘡傷癤腫、凍傷、扭挫傷等病。

4. 有防病保健，延年益壽

艾灸用於保健由來已久，是防病保健的重要方法之一。在民間素有「若要安，三里常不乾」之說。《扁鵲心書》說：「人無病時，常灸關元、氣海、命門、中脘，雖未得長生，亦可保百餘年壽矣。」也就是說無病施灸，可激發人體的正氣，增強抗病能力，使人精力充沛、長壽不衰。

總之，灸法對人體是一種良性刺激，能使衰弱之功能旺盛，也能使亢進之功能得到抑制。虛寒者能補，鬱結者散，有病者能治病，無病者可以健身延年。

（二）灸法的種類及運用

1. 艾灸

包括艾炷灸、艾條灸、溫針灸、溫灸器灸。

（1）艾炷灸包括直接灸（無瘢痕灸和瘢痕灸）和間接灸（隔薑灸、隔蒜灸、隔鹽灸、隔附子餅灸）。

（2）艾條灸包括懸灸（溫和灸、雀啄灸、迴旋灸）和實按灸（太乙針灸和雷火針灸）。

（3）溫針灸（針加灸並用）。

（4）溫灸器灸（現代新興灸法）。

2. 其他灸法

其他療法包括燈火灸和天灸。

下面介紹臨床常用的灸法。

（1）無瘢痕灸

【操作要點】腧穴皮膚塗以介質；當患者感到灼痛時換炷再灸，一般灸3～5壯。

【適應症】多用於慢性虛寒性疾病，如哮喘、腹瀉等。

（2）隔薑灸

【操作要點】生薑切薄片，針刺數孔；將薑片、艾炷放置在所需的穴位上，當患者感到灼痛時換炷再灸，一般灸5～10壯。

【適應症】多用於風寒感冒、嘔吐泄瀉、腹痛、腎虛遺精、風寒濕痹、面癱、痲木酸痛、肢體痿軟無力等。

（3）懸起灸

【操作要點】將艾條一端點燃，距離皮膚2～3公分施灸；旋轉或上下移動施灸，以免燙傷，每穴灸5～10分鐘，患者局部皮膚有溫熱感無灼痛為度。此法容易操作，適合患者自灸。

【適應症】適應證廣泛，凡是應該施灸的疾病，一般可適用這一灸法。

（4）實按灸

【操作要點】將點燃的艾條隔布或隔綿紙數層實按在穴位上，火滅後重新點火按灸，反覆灸7～10次為度。這一灸法灸的快、省時間、面積大。

常用的實按灸包括太乙神針和雷火神針（將艾絨中加入大量行氣活血、搜風通絡的藥物）。

【適應症】用於治療風寒濕痹、半身不遂等頑疾。

（5）溫針灸

溫針灸是針刺與艾灸相結合的一種方法，又名傳熱灸、燒針尾。在《針灸聚英》中對此法的運用早有詳細的描述。溫針灸是一種簡便易行的針、灸並用法，其艾絨燃燒的熱力可由針身傳入體內，針與灸相得益彰，適用於既需要針刺留針，又需施灸的疾病。常用於風濕疾患、關節酸痛、涼麻不仁、便溏腹脹等疾病。

當針刺得氣後，在針柄上放置一段長約2～3公分的艾條施灸，艾炷與皮膚之間的距離一般在4公分左右，過近則易燒燙傷皮膚，過遠療效不佳。這一方法筆者在臨床經常所用，簡單實用，值得推廣。

三、灸法的禁忌證與注意事項

（一）禁忌證

對於灸法的禁忌證比較簡單明瞭，大多數疾病均可適合灸法。除了全身的實熱證或虛熱證不能灸，其他情況一般均可用灸法。但要掌握好操作方法和灸量，以及和其他方法的配合運用。

（二）注意事項

（1）**首先避免燒燙傷**。無論採用何種灸法，都要注意安全，防止燒燙傷的發生。

（2）**防止火災**。施灸時做好防火安全，避免發生火災的不良後果。

（3）**注意施灸部位的禁忌**。凡顏面五官、大血管和肌腱部位不用直接灸法，以防形成瘢痕，妨礙美觀及運動。孕婦的腹部和腰骶部，以及乳頭、陰部、睾丸不宜施灸。

（4）**注意暈灸的發生**。暈灸者雖然極少，但也有發生，故在操作時應當注意。對饑餓、疲勞、恐懼者應當避免施灸，施灸時間不宜過長、刺激量不宜過重。在施灸時若出汗過多應及時補充水分，保持舒適體位，防止過度疲勞。

（5）**防治灸瘡的感染**。用直接灸法，往往會出現起疱、結痂、潰爛等灸瘡現象。發生後注意防止摩擦，給予合理的保護，防止感染的發生。

（6）**灸法出現不良現象時要正確處理**。有少數患者在開始施灸時會有發熱、疲勞、全身不適等反應，輕者不用特殊處理，當繼續施灸可會消失，或調整施灸量。明顯者循序漸進法施灸，或加用滋陰生津的中藥。

（7）施灸治療療程一般長久，需要患者耐心堅持，只有堅持灸，正確的灸，才能達到應有的治療目的。

四、灸法在痹證中的運用

《靈樞・調經論》云：「血氣者，喜溫而惡寒，寒則泣而不留，溫則消而去之。」經脈喜溫而惡寒，血氣在經脈中，寒者泣澀，溫者通利。若人體陽氣不足，內生陰寒，不能正常的溫煦經脈，則經脈不利、氣血凝滯不暢。風寒濕邪乘虛而入，此時形成痹證。則會出現關節疼痛，活動不利，經脈攣急，關節拘攣難以屈伸，肌肉關節疼痛等系列症狀。

此時用艾灸治療既可以溫陽益氣、行氣活血，又能祛濕散寒、溫經通絡，實屬有效對證治療法。臨床用灸法可以治療風、寒、濕邪引起的一切病證。

參考文獻

〔1〕編寫組. 靈樞〔M〕. 北京：人民衛生出版社，2005.

〔2〕編寫組. 黃帝內經素問〔M〕. 北京；人民衛生出版社，2005.

〔3〕高樹中. 針灸治療學〔M〕. 上海：上海科學技術出版社，2009.

〔4〕賀普仁. 普仁明堂示三通〔M〕. 北京：科學技術文獻出版社，2011.

〔5〕張善忱. 內經針灸類方與臨床講稿〔M〕. 北京：人民軍醫出版社，2009.

〔6〕王崢. 中國刺血療法大全〔M〕. 合肥：安徽科學技術出版社，2011.

〔7〕王玲玲. 當代針灸臨床治驗精粹〔M〕. 北京：人民衛生出版社，2007.

〔8〕張亞平. 浮針療法〔M〕. 北京：人民衛生出版社，2003.

〔9〕符文彬. 針灸臨床特色療法〔M〕. 北京：中國中醫藥出版社，2011.

〔10〕黃勁柏. 名醫針灸特色療法〔M〕. 北京：人民軍醫出版社，2013.

〔11〕王秀珍. 刺血療法〔M〕. 合肥：安徽科學技術

出版社，1986.

〔12〕 博智雲. 腹針療法〔M〕. 北京：中國科學技術出版社，1999.

〔13〕司言詞. 針灸臨床筆記〔M〕. 北京：人民軍醫出版社，2012.

〔14〕張智龍. 針灸臨床穴性類編精解〔M〕. 北京：人民衛生出版社，2009.

〔15〕孫文善. 微創埋線與臨床治療應用〔M〕. 北京：中醫古籍出版社，2010.

後 記

筆者一開始就從事基層醫療服務，每天面對最多的病患就是頸肩腰痛類疾病，這些患者多是基層重體力勞動者，經濟上困難，還捨不得去多花錢治病，一般是儘量堅持，當實在堅持不住了，才來治病，面對他們的痛苦，有時真是束手無策，心裡甚是苦惱。總想能有一種兩全其美的方法，既能少花錢，又能治好病，冥思苦想，終於有了結果，那就是中國的醫學奇葩——針灸。於是棄西醫，學針灸。

開始多方學習，不僅學習傳統針灸，而且學習了各種新療法。功夫不負有心人，終於能夠如願以償，使患者花最少的錢卻能治好了病，心中終於有了一絲安慰。後來走上了針灸教學之路，學生最渴求的仍是頸肩腰腿痛的治療，再一次心靈的觸動，於是寫了這本書。

本書是根據筆者多年的臨床實踐，並結合針灸特色療法編寫而成。在編寫中，雖然本著簡而明的精神，力求精而專的想法，但因水準所限，難以如願。只求能起到拋磚引玉的作用，給大家一點啟發，供同道一點思索，亦為足矣。

在編寫過程中，參考了大量的書籍和雜誌，在此向各位作者深表謝意。

楊朝義　於蒙山腳下

圍棋輕鬆學

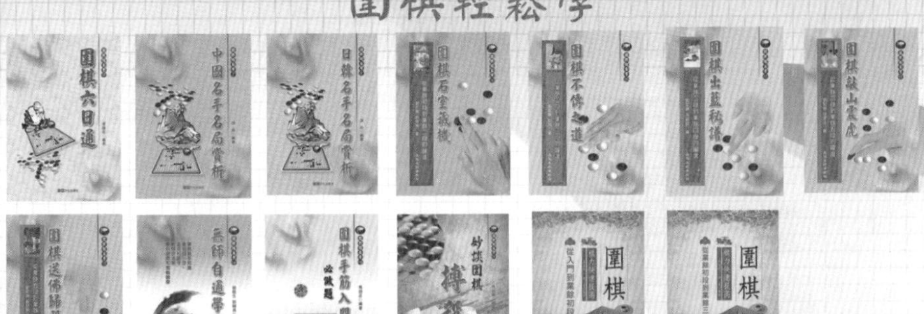

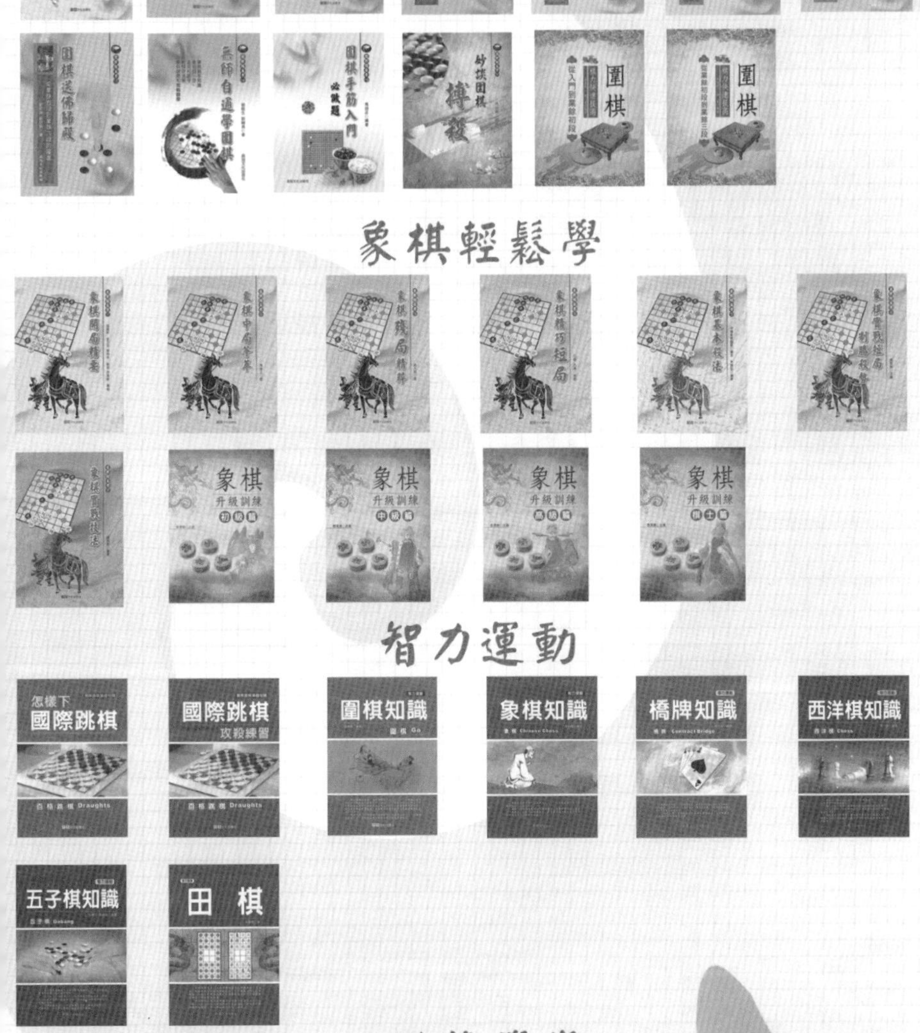

象棋輕鬆學

智力運動

棋藝學堂

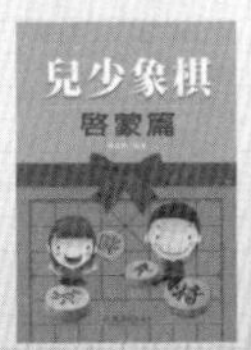

歡迎至本公司購買書籍

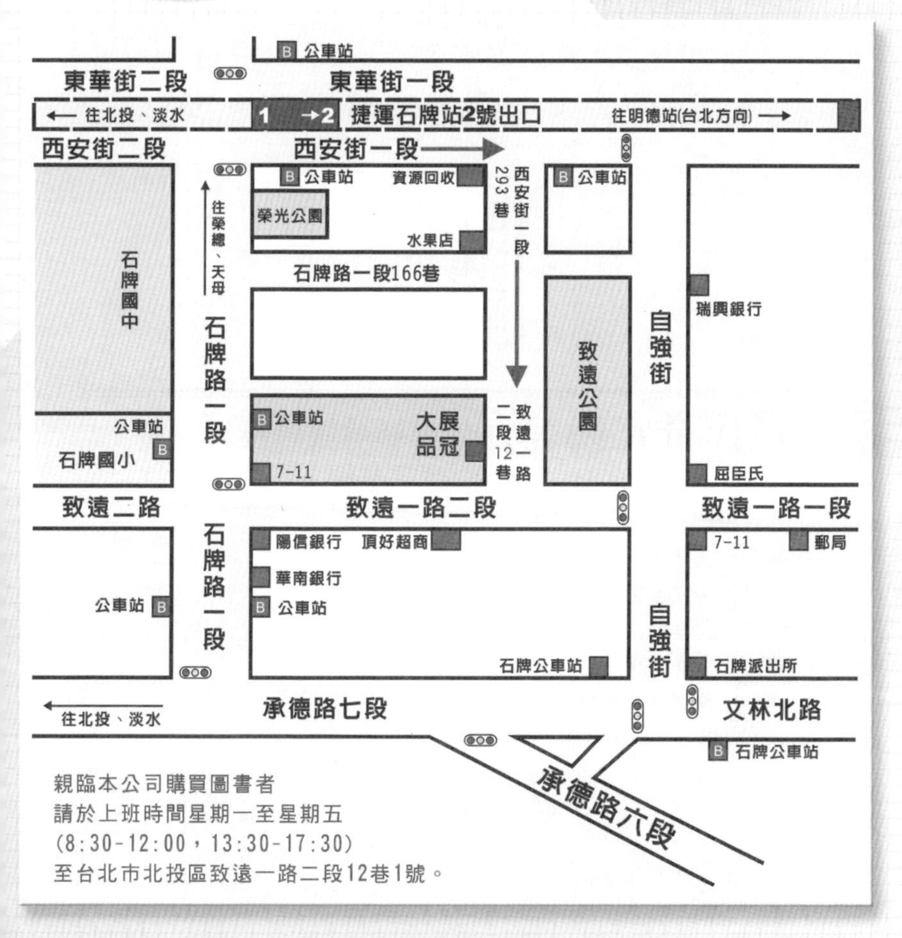

建議路線

1.搭乘捷運

淡水信義線石牌站下車，由月台上二號出口出站，二號出口出站後靠右邊，沿著捷運高架往台北方向走(往明德站方向)，其街名為西安街，約80公尺後至西安街一段293巷進入(巷口有一公車站牌，站名為自強街口，勿超過紅綠燈)，再步行約200公尺可達本公司，本公司面對致遠公園。

2.自行開車或騎車

由承德路接石牌路，看到陽信銀行右轉，此條即為致遠一路二段，在遇到自強街(紅綠燈)前的巷子左轉，即可看到本公司招牌。

國家圖書館出版品預行編目資料

董氏奇穴與經穴治療頸肩腰腿痛 / 楊朝義 編著
——初版，——臺北市，品冠文化，2018 [民 107.08]
面；21公分一（休閒保健叢書；44）
ISBN 978-986-5734-84-8（平裝附影音光碟）
1.針灸 2.經穴
413.91 107009294

董氏奇穴與經穴治療頸肩腰腿痛

編 著 者 / 楊 朝 義
責任編輯 / 壽 亞 荷
發 行 人 / 蔡 孟 甫
出 版 者 / 品冠文化出版社
社　　址 / 臺北市北投區（石牌）致遠一路 2 段 12 巷 1 號
電　　話 /（02）28233123，28236031，28236033
傳　　真 /（02）28272069
郵政劃撥 / 19346241
網　　址 / www.dah-jaan.com.tw
E-mail / service@dah-jaan.com.tw
登 記 證 / 北市建一字第 227242 號
承 印 者 / 傳興印刷有限公司
裝　　訂 / 佳昇興業有限公司
排 版 者 / 弘益電腦排版有限公司
授 權 者 / 遼寧科學技術出版社
初版 1 刷 / 2018 年（民 107）8 月
初版 2 刷 / 2022 年（民 111）4 月
定價 / 350元

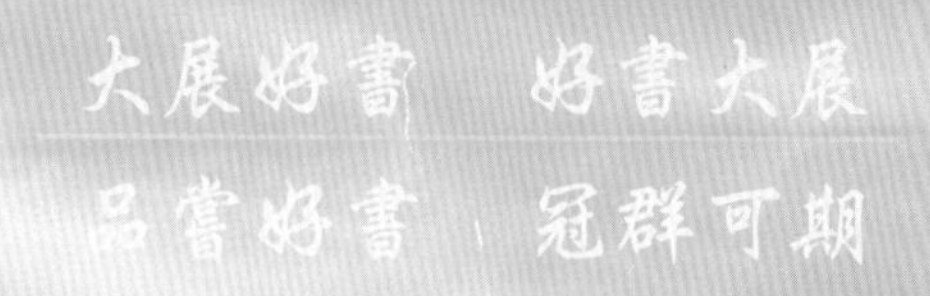
大展好書　好書大展
品嘗好書　冠群可期

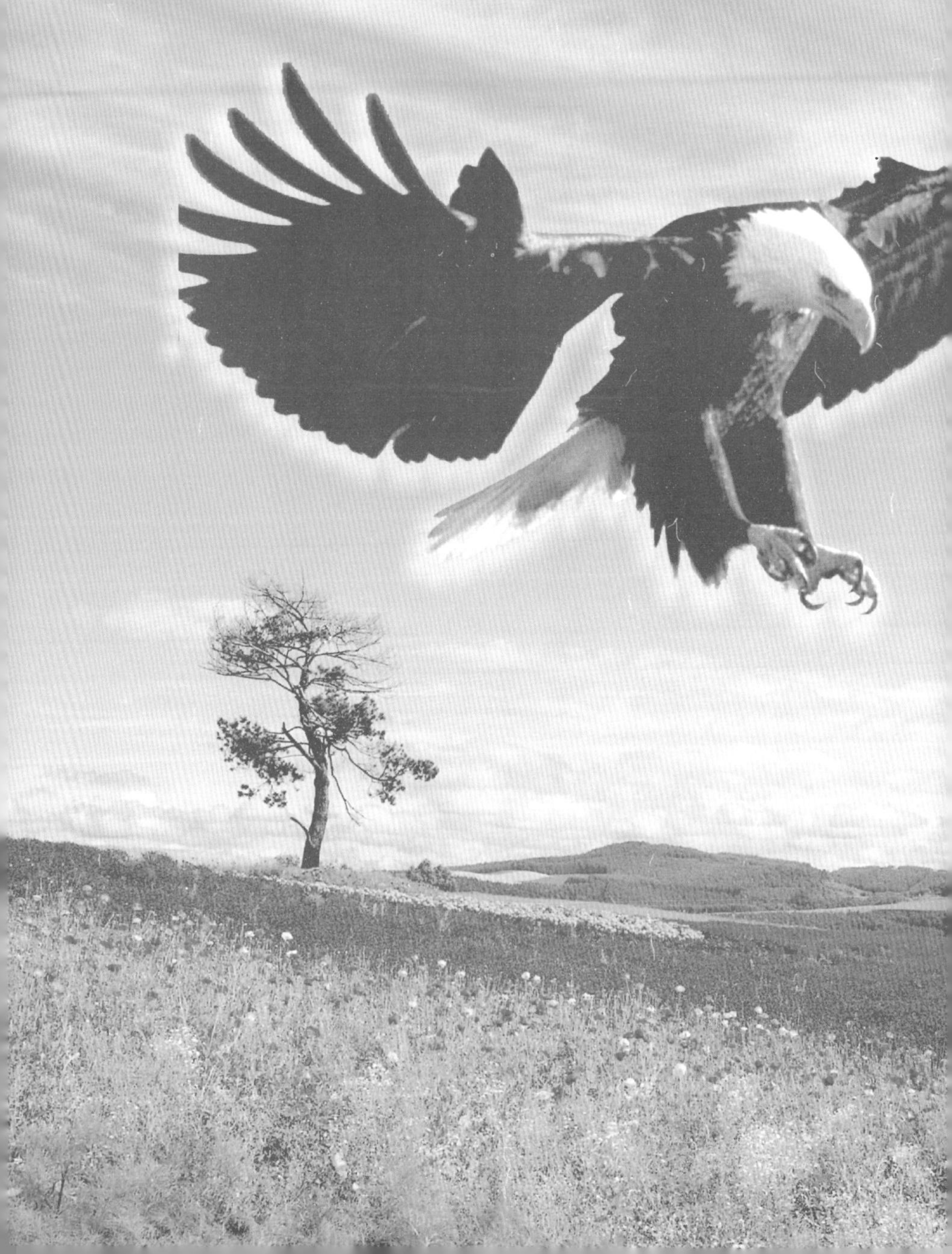